PSICANÁLISE, PSICOTERAPIA

Blucher

PSICANÁLISE, PSICOTERAPIA:

Quais as diferenças?

Pierre Marie

traduzido do francês por

Fernando Aguiar

Psicanálise, psicoterapia: quais as diferenças?
Título original: *Psychanalyse, psychothérapie : quelles différences ?*

Publisher Edgard Blücher
Editor Eduardo Blücher
Coordenação editorial Jonatas Eliakim
Produção editorial Isabel Silva
Tradução Fernando Aguiar
Preparação de texto Évia Yasumaru
Diagramação Taís do Lago
Revisão de texto Daniel Safadi
Capa Leandro Cunha
Imagem da capa iStockphoto

Blucher

Rua Pedroso Alvarenga, 1245, 4° andar
04531-934 – São Paulo – SP – Brasil
Tel.: 55 11 3078-5366
contato@blucher.com.br
www.blucher.com.br

Segundo o Novo Acordo Ortográfico, conforme 5. ed. do *Vocabulário Ortográfico da Língua Portuguesa*, Academia Brasileira de Letras, março de 2009.

Dados Internacionais de Catalogação
na Publicação (CIP)
Angélica Ilacqua CRB-8/7057

Marie, Pierre

Psicanálise, psicoterapia : quais as diferenças? / Pierre Marie ; tradução de Fernando Aguiar. - São Paulo : Blucher, 2022.

220 p.

Bibliografia
ISBN 978-65-5506-535-0 (impresso)
ISBN 978-65-5506-536-7 (eletrônico)

Título original: *Psychanalyse, psychothérapie : quelles différences ?*

1. Psicanálise 2. Psicoterapia I. Título II. Aguiar, Fernando

22-1440 CDD 616.89

Índice para catálogo sistemático:
1. Psicanálise

Conteúdo

Tomo como verdade que os sonhos são leais intérpretes de nossas inclinações, mas há arte em sua apropriação e entendimento.

Montaigne, *Ensaios*, III, XIII.

Advertência

A regulamentação da prática das psicoterapias é uma oportunidade entre outras de lembrar o que as caracteriza, bem como o que as distingue da psicanálise.

Sempre existiram psicoterapias, em todas as culturas e em todas as épocas, mas há também uma prática, codificada por Freud no final do século XIX, que não se inclui no mesmo registro.

A coisa é difícil de tratar, de tal modo que são confusas as ideias sobre a questão e apressados o suficiente, público e profissionais, para confundir suas convicções com a realidade.

O debate político que se instalou depois da emenda Accoyez[1] serve de testemunha: sabemos que psicanálise e psicoterapias não são a mesma coisa, mas nos preservamos de dizer em que não o são.

---

1 Em 14 de outubro de 2003, a Assembleia Nacional francesa aprovou sem debate a chamada "emenda Accoyer", pela qual as diferentes categorias de psicoterapia (um "instrumento terapêutico") fossem fixadas por decreto do ministro da Saúde e exercidas por médicos psiquiatras ou médicos e psicólogos com as qualificações requeridas e estabelecidas pelo mesmo decreto. Para os profissionais não titulares dessas qualificações, e em atividade depois de cinco anos,

Também me proponho apresentar um panorama das psicoterapias, indicando seus pressupostos, técnicas e intenções, para em seguida tentar fazer o leitor discernir a especificidade da psicanálise, que não é nem uma diferença de grau - a psicanálise "iria mais longe" - nem uma diferença de duração ou de prestígio.

previa-se uma avaliação de conhecimentos e práticas por um júri, cuja composição, atribuições e modalidades de funcionamento seriam fixadas em conjunto pelos ministros encarregados da Saúde e do Ensino Superior. Cf. Aguiar, F. (2005). Regulamentação das psicoterapias: o precedente francês. *Percurso*, *34*, 109-120. [N.T.]

Quando aparecer no texto uma palavra relacionada a um vocabulário especializado, ela é seguida de um *. Sua definição pode ser encontrada no **Glossário**.

Prefácio

Desde a noite dos tempos, em todas as culturas, existiram práticas parecidas com aquelas hoje encobertas pelo termo "psicoterapia".

Na origem, essas práticas estavam diretamente articuladas à religião* da comunidade em que eram exercidas e somente se libertaram à custa de propor uma concepção do homem em conformidade, ao menos parcial, com o espírito do tempo. De modo que as psicoterapias nascem e, em seguida, desaparecem, como as ideias nas quais se apoiam, para às vezes renascer mais tarde, não raro com outro nome, por ocasião da atualização das ideias que as justificam.

Não é nova, portanto, essa onipresença das psicoterapias. Novo é certamente o nome. Inventado pelos médicos ingleses no decorrer da segunda metade do século XIX, ele adquire notoriedade com Hippolyte Bernheim,[1] professor na faculdade de medicina de Nancy, intrigado, em 1882, com o renome de um médico de periferia, Ambroise-Auguste Liébeault, que depois de mais de trinta anos

---

1 Bernheim, H. (1886). *De la suggestion et ses applications à la thérapeutique*; e Bernheim, H. (1891). *Hypnotisme, suggestion e psychothérapie*; textos traduzidos por Freud, respectivamente, em 1889 e 1992.

praticava com sucesso o sono artificial que um cirurgião escocês, James Braid, acabara de batizar com o nome de hipnose.

Existem assim práticas diretamente religiosas, ou ao menos imersas no universo religioso de uma comunidade, e práticas profanas, como as que aparecem desde o século XVIII, não fosse o fato de que o mesmo fenômeno havia já se produzido no mundo antigo quando, a partir do século V a.C., foram propostas técnicas diversas paralelamente às práticas religiosas que perduraram até o fim do Império Romano.

A mais famosa dessas práticas religiosas é com certeza o Xamanismo,[2] que sob vários aspectos encontramos em todas as sociedades tradicionais nas quais o xamã, uma espécie de "louco curado" [*fou guéri*], é investido pela comunidade do poder de exorcizar o sofrimento psíquico durante um transe, interpretado como o sinal da ação dos "espíritos".

O transe, do latim *transeo*, significa "ir além", "exaltar-se". Essa palavra retornará com frequência.

Do culto dionisíaco grego ao ritual vodu do Benin, do Brasil e do Haiti,[3] das bacanais romanas aos rituais do zar egípcio, do n'döp senegalês, dos gnaoua berberes ou dos sufis, nenhuma cultura escapa a essas práticas, aclimatadas pelas religiões monoteístas com seus próprios rituais de exorcismo dos "possuídos", mas sempre em concorrência com os procedimentos de feitiçaria, como atestam os atuais curandeiros.[4]

Outra prática religiosa igualmente gloriosa é, sem dúvida, a meditação, associada ou não a uma preparação corporal com jejum,

---

2 Eliade (1968). *Le Chamanisme et les techniques archa*ïques de l'extase. Paris: Payot.

3 Métraux, A. (1958). *Le Vaudou haïtien*. Paris: Gallimard.

4 Favret-Saada, J. (1977). *Les mots, la mort, les sorts*. Paris: Gallimard.

castidade etc., conduzida por um mestre ou por um orientador espiritual. Se a ioga é o exemplo mais conhecido dessa prática, as tradições fora do hinduísmo experimentaram outros modelos: oração católica, hesicasmo ortodoxo, dhikr muçulmano, mandala budista, qi gong taoísta.

Essas duas práticas religiosas, que não excluem outras como a interpretação dos sonhos ou a casuística (a confissão), vão se reencontrar sob formas diversas em todas as psicoterapias profanas, aparecidas, portanto, no século V a.C., como ilustrado pela instalação em Corinto, em torno de 450, de Antifonte, o sofista. Seguido, no século posterior, pela multiplicação das escolas de sabedoria estoica e epicurista, tem-se o "cuidado de si", para retomar a expressão de Michel Foucault.[5] É aqui central a interpretação dos sonhos, herdeira da prática dos santuários de Asclépio.

No entanto, com o fim do Império romano, as psicoterapias profanas desaparecem e, excetuando a Escola de Córdoba com Avicena e a obra de Paracelso, só voltariam ao centro das atenções no século XVIII, com a chegada a Paris, em 1778, de Franz Anton Mesmer. Durante quase 1300 anos, no Ocidente, apenas as práticas religiosas (exorcismo, meditação, confissão, peregrinação) e as práticas de feitiçaria se encarregam do sofrimento psíquico, como ilustram o destino da irmã Joana dos Anjos e das possuídas de Loudun ou a histórica peregrinação de santa Dinfna em Gheel, na Bélgica.[6]

---

5 Foucault, M. (1984). *Le Souci de soi.* Paris: Gallimard.

6 A cidade francesa de Loudun, devastada por uma epidemia de peste depois das guerras de religião, foi também atingida por fenômenos coletivos de alucinação nos anos 1630, e suas "virgens loucas" permitiriam, no futuro, uma teorização sobre a histeria. Já Santa Dinfna viveu muito antes, no século VII, e é a tradição oral que lhe atribui histórias de cura de pessoas acometidas por transtornos psíquicos; como tal, é também a padroeira de psicólogos e psiquiatras. [N.T.]

Com sua chegada, Mesmer fornece de imediato o quadro das psicoterapias do futuro: uma concepção do homem integrada em uma concepção do mundo, um protocolo mais ou menos preciso e uma necessidade de reconhecimento social.

De acordo com Mesmer, um fluido sutil, o magnetismo, preencheria o Universo e seria o intermediário entre o homem e o cosmos. Sua má distribuição no corpo do paciente seria responsável pela doença. O tratamento consistia em canalizar o fluido para provocar "crises" que permitissem a cura: a paciente aproxima-se de uma "tina" em que está concentrado o fluido, cai em transe e é aliviada de seus "vapores". O sucesso foi absoluto até que um relatório, encomendado por Luís XVI, concluiu que os efeitos observados "são acionados pela imaginação". Mesmer é expulso da França em 1785. Mas um de seus alunos, Armand de Puységur, retém a lição, a desenvolve e compreende sua mola propulsora: o sonambulismo é provocado pela "relação de confiança" que une o magnetizador e seu paciente.

Nessa mesma época, aparece o "tratamento moral", desenvolvido por William Tuke (1732-1822), membro dos *quakers* da cidade de York; Philippe Pinel (1745-1826), médico do hospício de Bicêtre; Jean-Baptiste Pussin, bedel no mesmo hospital; Mary Eddy (1821-1910), fundadora da Christian Science; Paul Dubois (1848-1918), de Berna; seguido de Jules Déjerine (1849-1917), de Paris; e Morton Prince (1854-1929), de Boston. Este método, variável segundo os autores, visa a modificar globalmente os comportamentos inadaptados, ou agindo sobre as crenças que as engendram (Eddy), ou as reprimindo com um verdadeiro condicionamento associado a um sistema de punições e recompensas (Pussin). Mas, em ambos os casos, a ênfase é colocada sobre o papel benéfico da continuidade da relação com o mesmo médico (Déjerine), como já sublinhara Santo Inácio de Loyola no acompanhamento dos exercícios espirituais.

Ao mesmo tempo, com o sueco Per Ling, o pai da ginástica, e o *New Thought*, desenvolvido nos Estados Unidos, antepassado da *New Age* atual, inspirado em personalidades tão diversas como Phineas Quimby (1802-186), Ralph Emerson (1803-1882) ou William James (1842-1910), a ênfase é colocada na "boa saúde do corpo", em particular na respiração. Ainda não se falava em relaxamento, mas a ideia estava no ar.

Enfim, assistimos a um renascimento sem precedente do esoterismo. O espiritismo (*A vidente de Prevorst* de Justinus Kerner aparece em 1830, *O livro dos espíritos* de Alan Kardec, em 1857), o ocultismo (o termo é de Éliphas Lévi [1810-1875]) e a teosofia (com Helena Plavatsky, fundadora da Theosophical Society, em 1875, e Rudolf Steiner [1861-1925]). Todas essas práticas ocupam os "espíritos", a ponto de ofuscar as práticas tradicionais de adivinhação (horóscopo, tarô etc.).

Em um século, são traçados os quatro grandes eixos das futuras psicoterapias. Confesso ao leitor não lhe fornecer mais do que uma lista limitada delas, pois são numerosas e, sobretudo, estão sempre em expansão. Não se passa um ano sem aparecer uma nova psicoterapia.

Primeiro, temos a hipnose, que renasce das cinzas desde quando Milton Erickson (1901-1980) a retirou de seu ritual esclerosado.

Em seguida, temos as terapias fundadas em protocolos verbais:

- a psicologia individual, de Alfred Adler (1879-1937);
- a psicologia analítica, de Carl G. Jung (1875-1961);
- a terapia da análise do destino, de Léopold Szondi (1893-1986);
- a Daseinsanalyse, de Ludwig Binswanger (1881-1966);
- o sonho acordado dirigido, de Robert Desoille (1890-1966);

- as terapias cognitivo-comportamentais ligadas à obra de Aaron Beck (nascido em 1921), mesmo que provenientes dos trabalhos de Ivan Pavlov, John Watson, Burrus Skinner e Albert Bandura;
- a análise transacional, de Eric Berne (1910-1970);
- a abordagem centrada na pessoa, de Carl Rogers (1902-1987);
- a programação neurolinguística, nascida em 1973 do encontro de Richard Bandler e John Grinder.

Enfim, as terapias que atribuem um lugar ao corpo:

o treinamento autógeno desenvolvido por J. H. Schultz a partir de 1911;

- o relaxamento progressivo, elaborado por Edmund Jacobson a partir de 1929, que se apoiou na Hatha Yoga;
- a análise bioenergética, proveniente das obras de Wilhelm Reich (1897-1957) e de Alexander Lowen (1910-2008);
- a *Gestalt*-terapia, de Friedrich Perls (1898-1970);
- a sofrologia, de Alfonso Caycedo (1932-2017);
- o grito primal, de Arthur Janov, surgido nos anos 1960;
- o *rebirth*, de Leonard Orr, surgida nos anos 1970.

Além dessas terapias, existem técnicas de grupo derivadas do psicodrama de Jacob Moreno (1889-1974), ou da escola sistêmica Palo Alto, cuja figura mais famosa é Gregory Bateson (1904-1980).

Há certamente outras terapias (o método Coué, a psicoterapia integrativa, de Charles Baudoin, a psicossíntese de Roberto Assagioli, a respiração holotrópica de Stanislav Grof, a haptonomia de Franz Veldman, o *rolfing* de Ida Rolf, a etnopsicoterapia de Tobie Nathan etc.), mas penso ter citado as mais em voga ou as mais conhecidas.

Enfim, direi algumas palavras sobre duas terapias recentes, uma preconizada por David Servan-Schreiber, outra desenvolvida por Michaly Csikszentmihalyi, o Flow.

Contudo, essas psicoterapias de modo algum abalaram as práticas religiosas: o budismo, a ioga, o aconselhamento espiritual cristão ou muçulmano etc. continuam a ter seus adeptos. Não faz muito tempo, eu próprio descobri estágios em agapeterapia, uma nova maneira de nomear os retiros religiosos de antigamente.

É verdade que muitas dessas psicoterapias funcionam com um pano de fundo teosófico, quer se trate evidentemente da psicologia analítica de Jung, da abordagem centrada na pessoa de Rogers ou do *rebirth*: as psicoterapias ditas New Age são todas de conotação esotérica.

Como os pacientes escolhem a que lhes convém? Conforme o que projetam numa ou noutra: eles retêm a que lhes "diz" mais e, por isso, raramente ficam desapontados.

E a psicanálise em tudo isso? Eu a teria esquecido? Claro que não.

Se toda psicoterapia associa a uma concepção do homem que constitui sua base filosófica um protocolo mais ou menos preciso, uma função do terapeuta baseada na sugestão e um gosto pronunciado pelo reconhecimento social (as psicoterapias, para serem admitidas, sempre desenvolveram ações de *lobbing*), a psicanálise, ao contrário, caracteriza-se pela ausência de concepção do homem, um protocolo muito estrito, uma função do analista baseada na neutralidade e na recusa de qualquer reconhecimento social.

Quando inventa o neologismo *psicanálise*, em 1896, Freud conhece o termo psicoterapia: havia passado uma temporada com Bernheim e traduzido sua obra. Tem assim uma intenção precisa, que explicita ao definir seu método como um instrumento de investigações dos processos psíquicos com efeitos curativos, e não como uma nova técnica derivada de uma concepção prévia do homem.

É claro, o leitor dirá que estou exagerando: a obra de Freud e as de seus sucessores parecem conter uma concepção do homem. Eu insisto: de forma alguma, mesmo sendo possível, às vezes, observar desvios, sobretudo em seus sucessores. Reconheço que Melanie Klein, Françoise Dolto ou Jacques Lacan baralham facilmente as cartas, este último em particular, com sua propensão para misturar a psicanálise com considerações metafísicas* ou religiosas.

Eu diria, em uma palavra, que todas as psicoterapias se fundam na ideia de que haveria um sentido*, que a vida teria um sentido, que uma harmonia poderia se realizar.

Essa crença comum está absolutamente ausente na obra de Freud, e é mesmo essa ausência de preocupação com o sentido a causa da separação de muitos de seus alunos, como Jung, Adler, Reich, Binswanger, Perls, Berne etc., ou da hostilidade de autores como Sartre, Heidegger e muitos outros.

A psicanálise não está preocupada com a questão do sentido da existência humana, não é uma filosofia, e por isso não é uma psicoterapia. A expressão psicoterapia psicanalítica é assim uma contradição nos termos, um pouco como falar em círculo quadrado.

Inicialmente, vou acompanhar o leitor numa exploração das diversas psicoterapias para lhe mostrar em quais fundamentos metafísicos elas se desdobram, em que consistem seus protocolos e quais fins se atribuem.

Em seguida, vou lhe expor o que afinal é a linguagem de maneira que ele apreenda o que recobre a questão do sentido.

Enfim, vou convidá-lo a descobrir o protocolo do tratamento analítico, a função nele exercida pelo analista e a que ele conduz.

No final do livro, o leitor terá os meios para escolher, exceto que nesse assunto a escolha não é racional, mas sempre baseada nas crenças de cada um. Enquanto permanecer convencido de que uma harmonia é possível e que a vida tem um sentido – o homem não é o animal que precisa de sentido para viver? –, ele terá todo interesse em se voltar para o catálogo das psicoterapias a fim de descobrir a que melhor lhe convém.

Para a psicanálise, é outra história, mesmo que, na maioria das vezes, seja por razões semelhantes que nós nos voltemos para ela: acreditamos prontamente que ela "iria mais longe", mas sem saber com exatidão a que se refere este "longe", quando, nós o veremos, a psicanálise é apenas uma operação de extinção da demanda de sentido, mesmo uma destruição [*mise en abîme**] da ideia de haver um sentido que conviria a todos: é a descoberta de que, se existe um sentido, é no mínimo um sentido singular que só convém ao que fala.

Isso em nada exclui a possibilidade do vínculo com os outros. Pelo contrário, o tratamento cria laço, mas laço simbólico*, e não imaginário*: laço simbólico que se coloca do lado dessa laicidade dentro da qual Freud inscreveu a psicanálise desde o início e que se distingue radicalmente do laço imaginário que organiza as comunidades religiosas, como evidenciado pelas insígnias com as quais seus membros se paramentam.

Os debates atuais sobre essa questão mostram estranhamente a urgência do debate entre psicanálise e psicoterapias. A primeira não pode reivindicar nenhuma proteção do Estado, quando as segundas se apressam em obter seu reconhecimento. Qualquer Estado, mesmo o mais laico e democrático, segrega à margem certa concepção do Bem que deve ser seguida.

A laicidade é uma noção que só apareceu no decorrer do século XIX e ainda é muito vaga. Se no início, na Grécia, significa o povo armado atrás de seus líderes, hoje indica antes a ideia de respeito à singularidade de cada um do ponto de vista de suas crenças e de seus desejos. Um Estado laico garantiria que todos pudessem seguir os valores que lhes convêm, na condição de não buscar converter os outros por qualquer meio.

Veremos que psicanálise e psicoterapias se distinguem justamente neste ponto: ali onde a primeira faz da neutralidade a posição irredutível que o psicanalista deve assumir, as segundas fundam-se na conversão de seus clientes* aos valores que elas propõem.

Parte I. As psicoterapias

Só podemos compreender a especificidade das psicoterapias, sua função e suas diversas teorias e métodos se as inscrevemos na história, situando, para cada uma delas, o momento de seu surgimento e seus vínculos com aquelas que as precederam e sucederam.

Como já sublinhei, as psicoterapias assumiram a tarefa de práticas religiosas das quais conservaram alguns aspectos: a necessidade de dispor de uma concepção do homem e o uso de algumas técnicas, como o transe, a meditação e a confissão.

Não deixa de ter interesse lembrar que devemos a Molière a introdução do termo *therapeia* na língua francesa e a Lorenzo da Ponte, o libretista de Mozart, a mais famosa referência à chegada das psicoterapias no cenário mundial: "O Senhor Mesmer pode curar não importa quem",[1] escreve Despina em *Cosi fan tutte*.

Tanto Molière como Mozart captaram essa comoção que, entre o século XVII e o fim do século XVIII, anuncia o nascimento de novas práticas ao lado das práticas religiosas com a ocorrência de

1 Ato 1, cena XVI.

novas concepções do mundo, tingidas de cientificismo e de esoterismo. Se a mecânica, com Galileu, Descartes e Newton, ocupa os espíritos, o mesmo se aplica às correntes herméticas, como a da confraria dos Rosacruzes, cujo manifesto é publicado em 1614.

De início, as psicoterapias aparecem como portadoras de uma nova concepção do homem e do mundo, se possível em conformidade com a cultura do momento: o magnetismo de Mesmer não é alheio aos trabalhos sobre o "fluido" elétrico que vão de Huygens a Franklin, e não é coincidência que as cubas de Mesmer sejam tão parecidas com as garrafas de Leyden.

Se o magnetismo de Mesmer está em consonância com os trabalhos sobre a eletricidade em voga no século XVIII, é disso que se trata sempre: as terapias cognitivas, em sintonia com seu tempo, nasceram como resposta aos trabalhos sobre a inteligência artificial (a invenção do computador) hoje na moda.

Os métodos das psicoterapias consistem, assim, em "colocar" o paciente "sob" uma concepção do homem e do mundo, isto é, em lhe propor uma correção de seu sintoma ao integrá-lo à visão do mundo que lhe é recomendada. "Colocar sob" se diz em latim *sub gero*, que deu *suggero*, depois *sugestio*. Usar a sugestão é responder ao sofrimento do paciente com palavras que explicam seu sintoma pela doutrina de referência do terapeuta.

As psicoterapias têm a convicção de dispor de um saber. Não somente inscrevem o sintoma exposto pelo paciente em uma grade de leitura que lhe fornece a significação, mas concebem seus métodos como protocolos de remissão fundados no poder de sugestão do terapeuta, associado a exercícios de aprendizagem da normalidade definida por sua doutrina de referência. Compartilham de fato com as religiões o postulado de um progresso indefinido rumo a uma harmonia na qual seria expiada a incidência no pecado, no sensível ou na ignorância, pela administração, respectivamente, da virtude, da razão ou do conhecimento.

Este saber reivindicado pelas psicoterapias tem como objetivo assegurar o bem dos pacientes. Veremos que todas se propõem promover sua "felicidade".

Não por acaso as duas obras mais vendidas no inverno de 2003-2004 tinham por título *Curar* e *Viver: a psicologia da felicidade.*

Todas as psicoterapias são, nesse aspecto, procedimentos de reparação do narcisismo por uma adaptação à ordem do mundo proposta.

Aqui está a mola propulsora desse poder. Todo sofrimento psíquico (transtorno sexual, conjugal, familiar, profissional, conversão somática, hipocondria, pensamentos obsedantes etc.) induz a ideia de que haveria em algum lugar um saber sobre ele, e é a crença na realidade desse saber que, uma vez circunscrito numa dada pessoa, suscita o amor que lhe dedicamos e que doravante nos torna sensíveis a seus propósitos.

Amamos quem possui algum saber sobre nós, como mostra a relação que mantemos com nossos pais, educadores, professores, mestres.

Contudo, como veremos, o amor é também o limite da ação de toda psicoterapia.

Resta-nos agora considerar, uma por uma, as principais psicoterapias contemporâneas.

A hipnose

Se o nome *hupnos*, sono, vem de James Braid, cirurgião escocês que se tornou adepto do mesmerismo ao assistir a uma sessão de magnetismo em 1842, a coisa é mais antiga e não é alheia ao transe do xamanismo ou do exorcismo: o efeito sobre um sujeito de uma pessoa que tem sobre ele alguma autoridade devido ao saber que esse sujeito lhe atribui.

Mas, contrariamente ao nome que lhe deu Braid, a hipnose não é um estado de sono, é antes um estado de vigília paradoxal em que o hipnotizado, embora isolado do mundo exterior e mostrando todos os sinais do sono, responde a todas as solicitações do hipnotizador.

Os seres humanos têm, manifestamente, uma inclinação para responder às solicitações daqueles que se investem de certo saber sobre eles.

É em 1774, com um jesuíta, astrólogo e curandeiro, padre Maximilian Hell, diretor do Observatório de Viena, que Mesmer descobre o poder da sugestão. Ele conserva a técnica do jesuíta, a utilização de ferros imantados, e a transforma, atualizando-a: a garrafa de Leyden.

Manda construir cubas de madeira que enche de água, vidro moído, limalha, e, pela tampa perfurada, retira barras de ferro seguradas pelos doentes, dispostos em círculo ao redor e unidos por uma corda, enquanto Meamer se fixa em seus olhos um por um, apontando-lhes uma vareta. Era "o inferno das convulsões": assim eram chamadas as sessões de Mesmer, durante as quais ele exigia que se tocasse Mozart num cravo.[1]

Por quase dez anos, ele trata as "vaporosas" de Viena na sua bela propriedade proveniente do casamento com uma rica viúva. Em seguida, em 1777, um escândalo relacionado aos "cuidados" dispensados a uma moça cega obriga-o a se mudar para Paris, aonde chega em 1778: o sucesso é rapidamente alcançado, até que as investigações instauradas por Luís XVI o forçam, em 1785, a fugir mais uma vez.

Foi um de seus alunos, Armand de Puységur (1751-1825), que, tendo assistido às sessões no palacete da Praça Vendôme, destaca a influência do magnetizador sobre o magnetizado durante o tratamento de um jovem camponês, Victor Race, que sofria de transtornos respiratórios: a teoria do fluido é abandonada pela teoria psicológica.

Não podemos hoje imaginar o sucesso do magnetismo: não somente Mesmer enriqueceu em alguns anos, como Puységur vê confluir para seu castelo de Buzancy milhares de doentes, obrigando-o a magnetizar um grande olmo na praça do vilarejo para ajudá-lo em seu trabalho (técnica já utilizada por Mesmer para dar conta da

---

1 O jovem Mozart foi um amigo muito estimado de Mesmer, em cuja casa organizou a primeira representação – ele tinha doze anos – de sua ópera *Bastien e Bastienne*.

afluência de doentes): os pacientes contentavam-se em tocar uma folha da árvore para serem curados.

Enquanto Puységur atende em seu vilarejo, José de Faria, padre português, instala-se em Paris, em 1813, na Rua de Clichy e codifica o método: deve-se a ele o "Concentre-se!", seguido do "Quero que você durma". Imediatamente celebrado por toda Paris, seu renome desmorona a partir de 1816, ao mesmo tempo que é colocado em cena numa peça de *boulevard*[2] com o cognome de abade "Soporito". Mas Alexandre Dumas faz dele um dos seus personagens em *O conde de Monte Cristo*, e Bernheim reabilita sua memória: foi o primeiro a destacar que a hipnose não depende apenas do carisma do hipnotizador, mas da sensibilidade do hipnotizado.

O método se propaga; é praticado por Pétetin em Lyon e Deleuze publica a *História crítica do magnetismo animal* (1819): pela primeira vez é salientado que "o paciente recupera em sua memória a recordação de coisas esquecidas".

Graças a magnetizadores franceses, a técnica espalha-se por toda a Europa e Estados Unidos: Braid é formado por um deles, na Inglaterra, e Quimby, por outro, nos Estados Unidos. No final daquele século, havia mais de quinhentos hipnotizadores instalados em Paris.

No entanto, é o entusiasmo de dois professores universitários, Bernheim, em Nancy, e Charcot, em Paris, pela hipnose que vai assegurar seu reconhecimento: o primeiro sustentando uma tese psicológica, o segundo, por uma tese organicista,[3] mas ambos

---

2 A comédia de *boulevard* designa um teatro convencional que utiliza os meios clássicos da comédia (mal-entendidos, ironia dramática, jogos de palavras etc.) para provocar riso fácil com o objetivo de divertir, mesmo que por detrás do cômico se esconda uma crítica social mais ou menos dissimulada. [N.T.]

3 Charcot defendia o caráter fisiológico da hipnose, cuja manifestação mais leve constituiria a sugestão, e Bernheim, seu caráter psicológico, isto é, a hipnose

rejeitando a teoria do fluido. Tiveram o mesmo aluno, que deles foi também tradutor: Freud.

Depurando o poder da sugestão, Freud destaca a função da transferência* e, portanto, do fantasma*; pôde assim abandonar a hipnose e dar origem à psicanálise.

A hipnose, entretanto, continua a suscitar pesquisas.

Primeiro, há os trabalhos de Oskar Vogt, que se apoiou na auto-hipnose e que teve duas famosas aplicações:

- o método de Émile Coué (1857-1926), que inspirou a psicoterapia integrativa de Charles Baudoin e cuja influência nos Estados Unidos se faz sentir nas psicoterapias atuais como a análise transacional ou a programação neurolinguística;
- o treinamento autógeno de J. H. Schultz (1884-1970).

Há, em seguida, a sugestão hipnótica à distância ou telepatia, que chama a atenção de cientistas como Richet, Vassiliev e Freud.

Há enfim, nos Estados Unidos, os trabalhos de L. Clark Hull, professor da universidade Yale, que se engaja a partir de 1933 numa exploração metódica da hipnose. Deve-se sua renovação clínica e terapêutica a um de seus alunos, Milton Erickson, mesmo que Léon Chertok e, sobretudo, Alfonso Caycedo, o inventor da sofrologia, tenham dado sua contribuição.

Milton Erickson é hoje, portanto, a maior referência da hipnose. Ora, raramente um psicoterapeuta terá reivindicado tanto a filiação entre sua própria história e sua prática. Confrontado ainda criança a duras provações (surdez parcial, dislexia, poliomielite), Erickson as teria superado com estratégias de reeducação, autoelaboradas graças a uma imaginação prolixa, até mesmo alucinatória. Assim, tornando-se psiquiatra, empenha-se em suscitar nos pacientes a

---

como efeito ou produto da sugestão. [N.T.]

própria imaginação deles para modificar seus comportamentos e mesmo retomar suas aprendizagens mais precoces, arriscando-se na realização de verdadeiros espetáculos com a participação de mediadores exteriores à relação médico-paciente.[4]

Esses dois aspectos de seu método o aproximam tanto das práticas comportamentais (o próprio Pavlov utilizou a hipnose para corrigir condutas julgadas inadaptadas) como das práticas sistêmicas da terapia familiar: foi mesmo um dos inspiradores da escola de Palo Alto.

O protocolo da hipnose associa:

- a redução dos estímulos exteriores para criar um ambiente relaxante, com o cliente sentado ou deitado;
- a indução de uma instrução que conduz o cliente a fixar sua atenção sobre um objeto ou uma ideia, de modo a induzir o transe;
- a sugestão de instruções que visam à modificação dos comportamentos ou à revivescência de emoções para obter uma redução dos sintomas.

O transe coloca o corpo num estado de letargia e de catalepsia (a musculatura voluntária é inibida), permitindo-lhe adotar estranhas posturas sugeridas pelo terapeuta, ao mesmo tempo que suscita uma imaginação e sensações prolixas segundo graus de profundidade que chegam à possibilidade de intervenções cirúrgicas sob hipnose.

Um verdadeiro pacto que une previamente o cliente a seu terapeuta, e no qual o objetivo pretendido é definido pelo protocolo em função dos sintomas apresentados, parece ser a condição de sua melhoria, como se o pacto, antes mesmo do transe, já fosse uma operação de sugestão.

---

4 Haley, J. (1995). *Um thérapeute hors du commun, Milton H. Erickson*. Paris: Desclée de Brouwer.

Tendo logo ficado evidente que um número bastante restrito de pessoas podia contar com esta técnica, temos de admitir que aqueles que a utilizam, como as "vaporosas" de Mesmer, sabem com antecedência que são sensíveis a ela e nela encontram o conforto desejado, a ponto de a questão das indicações e dos resultados tornar-se supérflua aqui: o sintoma é facilmente curado sob hipnose, o que não significa, é claro, que nos curamos sob hipnose. Um sintoma eliminado pelo efeito da sugestão é, com frequência, substituído por outro.

As terapias cognitivo-comportamentais (TCC)

Mais que todas as outras, estas psicoterapias têm uma ambição de cientificidade explícita que deveremos interrogar pelo estudo das duas grandes teorias às quais se referem: o comportamentalismo e o cognitivismo em sua versão computacional, isto é, aquela em que o espírito é assimilado ao cérebro, ele próprio assimilado a um computador.

No entanto, esta pretensão é, apesar de tudo, limitada pelo caráter eclético e pragmático dos métodos aplicados, orientados mais por dados empíricos verificados estatisticamente do que por uma verdadeira reflexão teórica.

De certa maneira, o modelo seguido pelas terapias cognitivo-comportamentais existia antes delas: os *Exercícios espirituais* de Inácio de Loyola as antecipam em numerosos pontos: escalas de avaliação dos comportamentos faltosos, condicionamento operante pelo uso da imaginação, aprendizagem de novas condutas por imitação de Cristo etc. Ora, Inácio recorreu a toda uma tradição que o precede e não é exclusiva da religião católica.

De maneira mais prosaica, as técnicas de condicionamento que eram implicitamente a regra das colônias penais tornam-se também as dos asilos durante o século XIX, como exemplificado, na Inglaterra, pelo tratamento imposto ao rei George III, e na França, pela obra de Jean-Baptiste Pussin e de Philippe Pinel em Bicêtre, à qual Ferrus e, em seguida, Louis Delasiauve dão continuidade. O trabalho (a fazenda Sainte-Anne é uma criação de Ferrus) e o "regime moral" são os dois pilares dessa concepção da assistência.

Deve-se a Ivan Pavlov (1849-1936), em 1903, a primeira experiência codificada do condicionamento. A articulação entre dois estímulos, o segundo, acidental, a campainha, adicionado ao primeiro, adaptado, a gamela do cachorro, acaba numa disfunção do comportamento depois de algum tempo: o cão responde apenas ao estímulo acidental, a campainha, enquanto o estímulo adaptado, a gamela, está ausente.

Em 1913, John Watson (1878-1958) inventa a palavra "comportamentalismo" ou "behaviorismo" e propõe reduzir a realidade do espírito à resposta comportamental observada na sequência de um estímulo.

Em seguida, em 1938, Burrus Skinner (1904-1990) redescobre o condicionamento operante ou reforçado pelo esquema recompensa/não recompensa, que aumenta ou reduz a aprendizagem ou a correção pretendida: os criados de George III, como Pussin ao fim do século XVIII, já organizavam dessa maneira seus protocolos de assistência.

Paralelamente, Albert Ellis (1913-2007) e Aaron Beck (nascido em 1921) acentuam o papel das crenças pessoais, os *personal constructs* de Kelly, na disfunção das condutas. Você é deprimido porque julgamentos inadaptados estão enquistados em sua memória, como a desvalorização de si mesmo, o derrotismo ou o pessimismo. Em seguida, eles incluem uma dose de procedimento cognitivo na metodologia behaviorista e inventam as técnicas de questionamento para levar o paciente a "confessar" as crenças silenciosas que alteram seu julgamento, mostrar-lhe com isso o caráter errôneo delas e lhe sugerir as tarefas a cumprir para modificá-las.

Enfim, nos anos 1970, Albert Bandura chamou a atenção para o papel da imitação dos esquemas sociais na organização dos comportamentos.

O protocolo das TCC é sempre bastante simples. Ele associa:

- uma análise funcional dos sintomas pela localização de suas circunstâncias de aparecimento: falha de julgamento na apreciação dos estímulos, interferência de crenças inapropriadas;
- um objetivo terapêutico codificado por um contrato;
- a aprendizagem de novos comportamentos e de novas crenças mediante tarefas progressivas;
- a avaliação, sessão por sessão, dos progressos do tratamento.

As indicações são, sobretudo, os transtornos do comportamento ou do humor: condutas alimentares inadaptadas, depressão, problemas sexuais, transtornos compulsivos, adições (tabagismo, alcoolismo) etc.

Os resultados terapêuticos estão ligados, naturalmente, ao grau de credulidade do cliente, isto é, à sua disponibilidade em se submeter às normas propostas pelo terapeuta: daí vemos que o efeito hipnótico da transferência entra aqui em ação como na hipnose propriamente dita. Quando Pavlov nos afirma que o cão decide salivar em reação à campainha enquanto não lhe é trazida a gamela, esquece-se de sublinhar que ele próprio está presente: o cachorro reage à campainha ou à presença de seu dono?

Compreensivelmente, esta ocultação da relação do terapeuta nas TCC está ligada à ingenuidade de suas teorias de referência, o comportamentalismo ou behaviorismo e o cognitivismo computacional, dos quais vou recordar para o leitor os grandes traços para que tenha delas uma ideia. A registrar que o próprio Inácio de Loyola, em sua proposição dos *Exercícios espirituais*, não estava enganado sobre o motivo da possibilidade de sucesso de tais exercícios, que decorre, destaca ele, da autoridade do diretor espiritual e da continuidade de sua presença. Trocar de diretor espiritual ou aceitar um diretor demasiado fraco, ou mesmo sem crédito, é o próprio método que fica sem efeito, mesmo que seguido à risca.

O behaviorismo

O comportamentalismo nasceu, portanto, da palavra de ordem de Watson: "O pensamento é o comportamento e nada mais".[1]

Desde o início, a investigação do behaviorismo limitou-se à observação dos comportamentos somente na relação do esquema estímulo-resposta, como se entre o *input** e o *output** existisse uma caixa preta em que não é necessário se deter.

Assim, um protocolo experimental é possível se admitimos não haver nada entre o *input* e o *output*, mas seu pressuposto reduz consideravelmente as possibilidades. Em particular, Watson jamais considera eventuais implicações do observador no observado: o cão de Pavlov reage ao timbre da campainha, que substituiu a gamela, ou à presença de seu dono? O fato de o observador ser "neutro" não significa que o observado também seja neutro.

Contudo, mesmo aceitando tal reducionismo e tomando como negligenciável a influência do observador sobre o observado, por mais que nos esforcemos em estabelecer todos os inventários

---

1 Watson, J. B. (1913). Psychology, as the behaviorist view it. *Psychological Review*, *20*, 158-177.

estatísticos de todas as amostras imagináveis de população em todas as situações consideradas, sempre obteremos não mais do que dados factuais.

Assim, quando estuda estatisticamente o comportamento médio de uma amostra de indivíduos em reação a determinado tipo de estímulo, um behaviorista obtém uma indicação que vale apenas para essa amostra, apenas nesse instante e apenas nas condições de observação dadas. Empenhando-se em deduzir uma definição desse comportamento, bem como da linguagem, por exemplo, como tentaram fazer Bloomfield e depois Skinner, somos confrontados a um tecido de simplismos desconcertantes: quando vejo uma maçã na árvore, a palavra "maçã" viria a mim por encantamento tão naturalmente que minha mão se ergueria para colhê-la.

Esse behaviorismo metodológico deve ser distinguido do behaviorismo lógico que remete à questão filosófica seguinte: em quais condições a psicologia é uma ciência autônoma cujo silogismo prático* apresentado nos permite interpretar as disposições intencionais do outro? Se não é possível atribuir um poder causal aos processos psíquicos, podemos, entretanto, considerar nossas atitudes proposicionais (acreditar que, desejar que etc.) e nossos estados mentais (sentimentos, sensações etc.) como as razões de nossas ações, o que nos permite interpretar desse modo os comportamentos de nossos semelhantes.[2] Assim, dizer que o copo é frágil não indica a causa de o copo se quebrar, mas uma disposição do copo para se quebrar se atingido com violência. Dizer que um indivíduo é inteligente não significa que certos acontecimentos ocultos ocorreram em seu "espírito" e seriam a causa de outros acontecimentos que ocorrem em seu "corpo", assegurando-lhe um comportamento feliz numa situação dada, mas uma disposição a ter uma conduta adaptada a uma situação.

---

2 Dennett, D. (1990). *La Stratégie de l'interprète* (p. 35). Paris: Gallimard.

Dennett resume assim o problema: trata-se de dizer de alguém que ele acredita que p *quer dizer* que essa pessoa está disposta a se comportar de certa maneira em certas condições. De que maneira, em quais condições? De uma maneira que seria racional para minha comunidade social.[3] Se acredito em Deus, é evidente que, conforme minha religião, eu vou à missa aos domingos, à sinagoga aos sábados e à mesquita às sextas-feiras.

Mas, metodológico ou lógico, o behaviorismo sempre se apoia numa concepção ingênua do homem: ele esquece que há uma subdeterminação* [*sousdétermination*]* de nossos comportamentos pelos estímulos ou pelas crenças. Por mais que eu veja na vitrine de uma loja um objeto que me convém e me é acessível, por mais que acredite em Deus, não é garantido que eu adquira esse objeto ou que no domingo eu vá à igreja.

O cognitivismo computacional

Surgido em reação ao behaviorismo por lhe recusar o reducionismo, apoiando-se nos trabalhos da cibernética e da inteligência artificial, o cognitivismo computacional assimila as funções do espírito (percepção, linguagem etc.) a propriedades neurológicas segundo o adágio: pensar é calcular.

A fórmula não é nova, ela é de Leibniz: "O que é o raciocínio além da adição e da subtração dos conceitos?"[4]

3 *Ibid.*, p. 50.

4 Leibniz, G. W. (1970). *Confessio philosophi* (p. 47). Paris: Vrin.

Contudo, é a renomada experiência de pensamento de Turing,[5] também chamada de "máquina de Turing", que está na origem do computacionalismo.

Inicialmente, tratava-se de resolver um problema de lógica com a ajuda de um artifício utilizado por Gödel: números e fórmulas podem ser codificados e assim levar a uma operação aritmética da lógica: pensar é, então, calcular.

Conhecemos, com os computadores, a continuação dada a esta experiência de pensamento, mas sabemos menos que foi para resolver um problema de defesa aérea que Wiener, em 1943, utilizou o princípio: tratava-se de um autômato que podia mudar sua resposta a um estímulo conforme o objetivo que lhe era dado: ao modelo behaviorista foi adicionado um "programa" regulador entre o *input* e o *output*.

Era suficiente extrapolar para o espírito humano, o que fez o neurofisiologista Warren McCulloch, para o cognitivismo nascer: entre o *input* e o *output*, ele inseriu "funções mentais superiores" modeladas nos mecanismos "computacionais" dos computadores.[6]

O cognitivismo nutriu-se assim da modelização de funções "mentais" (percepção, linguagem etc.), sem verdadeiramente levar em conta o "espírito" real corroído pelo sintoma, pelo ato falho, pelo lapso, pelos sentimentos, pelas sensações, pelas emoções, tudo o que constitui a singularidade efetiva de cada pessoa.

---

5 Turing, A. (1936-1937). On computable numbers an application to the Entscheidungsproblem. *Proceedings of Mathematical Society*, série 2, vol. 42, 230-265.

6 McCulloch, W. (1943). A logical Calculus of the Ideas Immanent in Nervous Activity. *Mathematical Bio*physics, 5.

Que o cognitivismo também proponha uma modelização de uma função mental superior, por exemplo, à percepção, por que não? Mas é outra história deduzir daí uma definição da percepção. Os trabalhos de David Marr, que assimila a visão a um simples tratamento computacional, não podem dar conta, no entanto, das alucinações, dos falsos reconhecimentos, dos escotomas histéricos* ou dos testemunhos divergentes entre indivíduos que assistiram a uma mesma cena.[7] Uma coisa é a recepção da informação, outra seu tratamento, outra ainda sua realização: há sempre uma subdeterminação da percepção pelos estímulos físicos.

Não é nova essa concepção ingênua da percepção, é a mesma de William James, que teve uma influência considerável no pensamento americano contemporâneo.

Imaginemos que eu queira ir comprar minhas *viennoiseries*[8] para o café da manhã. Esse desejo não está associado nem a uma representação de *croissants* e *pain au chocolat* (imagem mental) nem à percepção da vitrine de meu padeiro (referente).

Qualquer que seja a causa suposta do meu pensamento (a fome, o hábito, a vontade de agradar), ela é talhada, se assim posso dizer, por algo de intrínseco ao meu "espírito", e não pela imagem mental de "*croissants* e *pains au chocolat*" ou por um estímulo proveniente da padaria. Muito pelo contrário, é esse algo que condiciona minha representação eventual das *viennoiseries* e determina a eventual escolha do fornecedor: a minha maneira de imaginá-las essa manhã não é a de minha namorada, que continua sonolenta enquanto saio para comprar os *croissants* e os *pains au chocolat*.

---

7 Marr, D. (1982). *Vision, A computational Investigation*. San Francisco: Freeman.

8 Conjunto dos produtos finos de padaria, que não sejam pães, como croissants, brioches, *pain au chocolat*, *pain aux raisins* etc. [N.T.]

Pois esse algo que induz esse pensamento de ir comprar *viennoiseries* se dá sob formas muito diversas. Como imperativo: "Você deve ir comprar *viennoiseries*"; como hábito: "É hora de ir comprar *viennoiseries*"; como interrogação: "É preciso ir comprar *viennoiseries*?"; como desejo intenso: "Vamos depressa comprar *viennoiseries*" etc.

Esse algo, para o mesmo pensamento "ir comprar *viennoiseries*", é assim absolutamente variável e irredutivelmente singular, misturando a preocupação de agradar minha namorada, a repetição de uma conduta paternal, até mesmo o efeito eventual de uma injunção alucinada - pois jamais me veio ideia semelhante desde que Picard[9] toda semana me faz a entrega de *viennoiseries* etc.

Essa historieta permite entender que não temos uma só maneira de ir comprar *viennoiseries* pela manhã, mas que cada um de nós tem cada dia *sua* maneira de ir comprá-las.

Assim, ao contrário da tese do cognitivismo computacional, uma conduta não é diretamente induzida pela percepção de seu objeto ou por sua imagem mental.

Ora, para o cognitivismo, o ato psíquico "ir comprar *viennoiseries* no padeiro" teria um conteúdo informacional preciso diretamente isomorfo a uma ação e a uma realidade objetivas: "Trata-se de ir comprar agora *croissants* e *pains au chocolat* no padeiro da esquina".

O pensamento tem aqui como modelo uma célula fotoelétrica: nós disporíamos de uma representação adequada do mundo exterior que estaria ela mesma definitivamente assegurada e nosso comportamento neste mundo seria absolutamente racional. Mas somos nós computadores e células fotoelétricas?

---

9 Picard Surgelés é uma empresa francesa de alimentos, especializada na fabricação e distribuição a varejo de produtos congelados. [N.T.]

As outras terapias adaptativas

Queiramos ou não, as TCC não são as únicas terapias que visam a uma adaptação; todas as psicoterapias perseguem esse objetivo, mesmo que nem todas o reconheçam tão formalmente.

Essas outras terapias adaptativas mergulham igualmente suas raízes nas meditações religiosas, em que parece garantido que a vontade aliada à autoridade de um confessor é suficiente para modificar as condutas julgadas inoportunas.

Trata-se essencialmente de quatro terapias surgidas nos Estados Unidos: a análise transacional, a abordagem centrada na pessoa, a terapia sistêmica e a programação neurolinguística; e de duas nascidas na Europa: a psicologia individual e a análise do destino.

Se a noção de condicionamento experimental apareceu com os trabalhos de Pavlov e a de condicionamento operante, reforçado por suas consequências (punição/recompensa), está vinculada aos trabalhos de Skinner, não resta a menor dúvida de que esses protocolos de ação são conhecidos desde sempre e acham-se no centro de todos os procedimentos de aprendizagem ou de correção das condutas. A educação dos rapazes em Esparta já se baseava no condicionamento operante, e as técnicas descritas por Inácio de Loyola têm suas origens numa tradição que remonta, pelo menos, a São Bento.[1]

A análise transacional

É depois da recusa de sua admissão na instituição psicanalítica que Éric Berne, nascido no Canadá em 1910 e em seguida naturalizado cidadão dos Estados Unidos, desenvolve, no fim dos anos 1950, uma concepção do homem que recupera o vitalismo e o objetivismo do século XIX.[2] Como as plantas, seríamos levados espontaneamente a florescer pelos poderes de nossa vontade e poderíamos identificar essas condições apenas pelos poderes de nosso entendimento. Um pouco de discernimento e coragem seria suficiente para nos curar de nossos velhos hábitos.

Não é difícil compreender que tal modelo tenha alcançado, no *american way of life*, um sucesso tão rápido. Éric Berne não faz mais que o elogio do narcisismo: fiquemos atentos ao que glorifica nossa imagem e evitemos o que a desvaloriza à luz dos valores de sucesso da comunidade norte-americana.

Para fortalecer seu modelo e, sobretudo, torná-lo plausível, Berne propõe distinguir três partes em nosso psiquismo: uma emprestada do funcionamento paterno, chamada o Pai; outra que responde ao funcionamento ideal de um adulto, chamada o Adulto; uma terceira ligada aos vestígios de nosso funcionamento infantil, chamada a Criança.

---

1 A São Bento de Núrsia, nascido em torno de 480 d.C., é atribuída a organização das atividades da vida monástica [N.T.].

2 Berne, É. (1990). *Analyse transactionnelle et psychothérapie*. Paris: Payot.

Em cada situação inter-relacional, seríamos influenciados ao mesmo tempo pelo modelo paterno, que pode ser depreciativo, protetor ou permissivo, e pelo funcionamento infantil, que pode ser forte, submisso ou rebelde. Segundo as diversas interferências, diversas personalidades seriam possíveis; e, por simples decisão, poderíamos passar de uma à outra e progressivamente aceder à personalidade mais harmoniosa para uma dada situação.

Conforme a situação "objetiva" (?), eu poderia executar a "transação" mais bem adaptada, "descontaminando" meu eu das interferências inapropriadas do modelo paterno e do funcionamento infantil, como se nossa maneira de ser fosse regulável tão facilmente como o foco de um aparelho fotográfico.

Se o meu chefe me anuncia a recusa do aumento que lhe pedi, posso reagir como criança submissa ou como criança rebelde, e nos dois casos correr o risco de ver minha demanda definitivamente cancelada. Mas se me coloco como adulto, sustentado num modelo paterno permissivo, eu posso tentar reformular minha demanda, assegurando-lhe assim, eventualmente, uma nova legitimidade que me permita esperar vê-la enfim aceita.

Seríamos organizados por um sistema de crenças e decisões elaboradas durante a infância, sistema que Berne nomeia o "roteiro de vida [*script*]", e que repetiríamos na idade adulta.

Raramente, segundo Berne, os interlocutores se falam como dois Adultos. Mais frequentemente, um se coloca como Pai e o outro como Criança, ou um se comporta como se ocupasse uma posição de Adulto que interpela outro Adulto, enquanto se coloca como Pai dirigindo-se a uma Criança etc.

O protocolo visa a nos fazer sair do roteiro de vida para recuperar (?) nosso potencial original, nossa autonomia.

O trabalho consiste em retomar todas as transações possíveis, representá-las para recuperar o roteiro de vida e assegurar sua descontaminação das interferências Pai e Criança. Passaríamos assim de um sentimento de menosprezo por nós mesmos para um sentimento de autoconfiança.

A Criança reage às mensagens dos pais ("não exista", "não cresça" etc.): o terapeuta deve descontaminá-la disso. Trata-se, então, de recuperar as decisões da Criança e substituí-las pelas decisões do Adulto a fim de que o paciente possa aceder ao seu desabrochar pessoal e ter relações "francas" e "diretas", assumindo suas responsabilidades: ter um eu Adulto autônomo, forte e operacional.

Um contrato é estabelecido, estipulando as mudanças desejadas e os meios para atingi-las, que essencialmente se baseiam na descontaminação do eu das interferências da Criança e do Pai.

É uma técnica de grupo ou individual baseada na estima recíproca – "Eu estou OK, você está OK" é a afirmação constantemente lembrada – e com a convicção de uma natureza humana universal.

Trata-se de mudar progressivamente os comportamentos e de novamente integrá-los por imitação das proposições do terapeuta ou dos membros do grupo, de maneira a estar sempre em sintonia com seu interlocutor.

A dimensão diretiva da terapia duplicada pelo assentimento do grupo às injunções do terapeuta reforça a sujeição dos participantes e permite uma modificação rápida das condutas. Essa eficácia induz *a contrario* um reforço dos valores desenvolvidos pelo terapeuta.

A simplicidade da técnica e de seus conceitos certamente pode explicar sua rápida difusão no meio do *coaching*. É também o método que mais privilegia os valores do sucesso social e, por isso, o que melhor responde à ideologia empresarial.

A abordagem centrada na pessoa

Mais antiga que a análise transacional, que ela inspirou em numerosos pontos, a Abordagem Centrada na Pessoa (ACP) é a obra de Carl Rogers. Nascido em 1902, em Chicago, ele obteve seu doutorado em psicologia em 1931 e se tornou professor universitário.

Embora tenha seguido uma formação psicanalítica, que não concluiu, logo foi absorvido pela relação de ajuda, cuja fonte é, sem dúvida, sua cultura religiosa familiar e, sobretudo, oriental.

Concebeu então uma nova abordagem terapêutica apresentada como uma relação de ajuda permissiva, e a tornou conhecida ao publicar, em plena guerra mundial, um livro que se tornou um verdadeiro *best-seller*.[3]

A reflexão de Rogers provém de uma inspiração rousseauniana: o homem, assim como a planta, traria consigo a capacidade de um crescimento sadio e criador; nasceria bom, mas suscetível de alteração pelo ambiente.

Cada homem construiria sua realidade, isto é, seu "Eu", no qual se atualizariam suas potencialidades "organísmicas" ou psicofísicas. As disfunções do "Eu" procederiam da enorme importância atribuída pela criança às pessoas das quais dependia e caracterizam-se pela inadequação entre os valores internos do sujeito e aqueles aos quais ele se submete para obter o reconhecimento do outro.

O objetivo do tratamento visa a restaurar a congruência ou a adequação entre a experiência e o "Eu", a fim de conduzir o indivíduo a uma "vida plena" em que se é "si mesmo", assumindo sua liberdade e suas responsabilidades.

---

3 Rogers, C. (1999). *La Relation d'aide et la psychothérapie* [1942]. Paris: ESF.

Convencido de que todo ser humano tem uma inclinação para realizar-se, desde que seja proporcionado um clima favorável, Rogers codifica sua terapia como uma correção do que teria impedido essa inclinação natural.

Essa inclinação, para Rogers, não é peculiar ao homem, mas de todos os componentes do universo, quer seja uma borboleta ou uma papoula; ela traduz uma capacidade criadora, ou processo direcional, alimentada pelo "fluxo do movimento". Esse vitalismo, que pode ser encontrado em Berne, é uma especificidade americana que está no centro da filosofia de Emerson ou de Thoreau. Cada ser é um organismo voltado para seu devir, cujo "Eu" consciente é apenas um componente facilitador ou inibidor: é esta não congruência entre o "Eu" e o organismo que estaria na origem do sofrimento.

Carl Rogers atribui, assim, uma importância considerável ao vivido imediato infralinguístico, chamado de "a experiência", que evoca, no mínimo, uma esfera mística cuja apreensão, segundo ele, tornaria possível reconectar com o próprio crescimento.

O objetivo da ACP seria redescobrir esse imediatismo perdido e com ele reintegrar o fluxo. Daí os *slogans* um pouco ingênuos, como: "Seja verdadeiramente você mesmo", "Viva uma vida plena", os quais nunca se sabe exatamente a que se referem.

Quando Carl Rogers convida o terapeuta a estabelecer uma relação de "pessoa" para "pessoa", não sabemos muito bem o que ele quer dizer; mesmo seu famoso conceito que define o terapeuta, a empatia (sentir o que o outro sente), é dos mais misteriosos. Até prova em contrário, ninguém jamais penetrou diretamente os sentimentos de outrem a ponto de fazê-los seus. Por mais que Carl Rogers convide o terapeuta a sentir o que seu cliente sente e a viver a vida de seu cliente, no máximo convida-o a uma experiência impossível ou imaginária.

Da mesma forma, quando ele sugere expressar as atitudes positivas ou negativas que vêm à tona do "self"[4] do cliente, nos confundimos diante da certeza expressa por Rogers de ser possível ler as expressões do corpo como lemos palavras escritas numa folha de papel.

De fato, Rogers jamais percebe a função irredutível da linguagem. Só existe um sentimento ou sensação para o sujeito se as palavras garantirem sua recepção. Você só vê o azul do céu se dispuser da palavra "azul"; só vai sentir raiva se dispuser da palavra "raiva". Sem as palavras "azul" e "raiva", você não veria o azul do céu, que neste momento está diante de seus olhos, nem ficaria irritado por ter de voltar a Paris, onde sabe que está chovendo. É claro que você vai ver e sentir alguma coisa, mas nada saberia dela.

Essa dificuldade da ACP, comum a todas as psicoterapias, demonstra o caráter arbitrário que remonta às práticas religiosas, que de fato se apoiam, todas elas, na onisciência de Deus e de seus representantes: como Deus, o padre vê diretamente nos corações, como desde sempre é exemplificado pelo saber da pitonisa que em Delfos servia de mediadora entre Apolo e o simples mortal.

Quando Carl Rogers nos afirma que o terapeuta está ali para reformular os sentimentos e as sensações do cliente, é legítimo nos perguntarmos se simplesmente ele não projeta nos clientes suas próprias emoções, assim como seus próprios valores. Quando exprime um sentimento, diz uma palavra, o cliente não expõe esse sentimento ao olhar do terapeuta. Até prova em contrário, ninguém jamais viu um sentimento como eu vejo a caneta-tinteiro na minha mão. Do cliente, pense Rogers o que quiser, o terapeuta percebe apenas as palavras que lhe são ditas.

4 No original, o autor usou a palavra francesa *soi*, com minúscula. [N.T.]

O protocolo apoia-se em um contrato terapêutico pelo qual são especificadas as expectativas do cliente e os meios que lhe são propostos para realizá-las. A técnica do terapeuta visa ao desenvolvimento de uma imagem de si positiva do cliente, e ela age sobre três eixos:

- a empatia, que seria a capacidade do terapeuta de compreender as emoções do cliente colocando-se em seu lugar, como se fosse o cliente;
- a autenticidade, que seria a capacidade do terapeuta de ser verdadeiro, "sem máscara nem fachada";
- a consideração positiva incondicional, que seria a capacidade do terapeuta de valorizar o cliente.
- A ACP, como a análise transacional, é uma técnica de reconforto narcísico.

A terapia sistêmica

Resultante de um dos modelos teóricos mais ricos do século XX, a terapia sistêmica está no cerne da maior parte das terapias familiares e inspirou numerosas terapias mais recentes. Seu *maître d'œuvre* foi Gregory Bateson. Nascido em 1904, em um ambiente familiar digno daqueles que estudará mais tarde, com um pai, professor universitário de renome, muito austero e, sobretudo, muito amargo por não ter sido nem um Darwin nem um Mendel; e dois irmãos mais velhos, dos quais o primogênito morre durante o primeiro conflito mundial e o segundo suicida-se pouco tempo depois, o jovem Gregory faz, como seu pai, estudos de biologia que o conduzem nos passos de Darwin às ilhas Galápagos, mas de onde retorna decepcionado.

Decide então se tornar antropólogo, para ele um ramo da biologia, e parte para a Nova Guiné, onde, em estadias bastante prolongadas, encontra sua futura esposa, Margareth Mead, uma das lideranças da antropologia cultural. É lá, entre os Iatmul, uma tribo da Nova Guiné, que, estudando os rituais *naven* (celebração pela família das proezas das crianças na caça, na pesca etc.), elabora, em torno de 1935, seus primeiros conceitos sobre as interferências comunicacionais.

Dez anos mais tarde, de 1946 a 1953, participa das conferências Macy*, nas quais é elaborado o modelo cibernético, na sequência da experiência de pensamento de Turing (cf. acima, o desenvolvimento sobre o cognitivismo computacional): ali concebe a noção de autocorreção.

Trabalha em seguida no famoso Mental Research Institute de Palo Alto, na Califórnia, onde estuda o funcionamento de famílias nas quais um membro é esquizofrênico. Propõe uma explicação causal da esquizofrenia fundada na teoria do "duplo vínculo".[5] Uma criança esquizofrênica teria de se arranjar com uma mãe que simultaneamente lhe envia uma dupla mensagem contraditória: eu a amo, eu a detesto.

Para Bateson, a incompatibilidade entre um contexto e um metacontexto durante a aprendizagem induziria comportamentos específicos reforçados por retroação positiva. Imaginemos um filho confrontado a uma mãe que parece se comportar amorosamente com ele se nos atemos às palavras pronunciadas, enquanto se trai, por indícios (a entonação da voz ou alguns gestos), que nutre a seu respeito um ódio implacável. Sabemos do sucesso dessa tese na corrente de pensamento chamada de "antipsiquiatria" nos anos 1960 e 1970, com Ronald D. Laing e David Cooper. Sabemos também do

5 *Double bind. Double contrainte* ou *double lien*, em francês. [N.T.]

pouco acolhimento que ela tem atualmente. Se a esquizofrenia pudesse ser explicada com tanta facilidade, não haveria hoje mais esquizofrênicos: uma orientação infantil bem-feita seria suficiente para prevenir eficazmente nas creches as carências afetivas precoces.

O modelo de Bateson confunde estruturação do grupo e estruturação do sujeito. Embora não seja simples para uma criança, ser confrontada à ambivalência materna não é suficiente para gerar uma esquizofrenia. Por um lado, qual mãe não é ambivalente? Por outro, se a ambivalência da mãe gerasse a esquizofrenia, a terra estaria povoada de esquizofrênicos. Bateson está pensando aqui como Freud ao se propor explicar a histeria pela sedução dos pais: teria de se temer que todos os pais fossem perversos.

Bateson é de fato um comportamentalista da complexidade – o Todo está em metarrelação com suas partes – e, ao mesmo tempo, um discípulo de Jung, de quem retoma um dos temas: o Espírito não estaria dentro, mas fora, no conjunto complexo das mensagens interconectadas na superfície do planeta.

É este modelo que Bateson chama de "ecologia do espírito".[6] Nada há a dizer sobre o princípio de considerar o que se passa em nós como articulado ao que se passa no exterior. Há muito tempo não pensamos mais o homem como um todo perfeito e solitário, mas como sempre já articulado a uma soma indefinida de personagens com os quais dialoga continuamente: falamos continuamente, mesmo à noite quando sonhamos, e nos dirigimos continuamente a numerosos e diferentes interlocutores. O único pequeno reparo a fazer a Bateson é que, para ele, é como se pudéssemos objetivar essas inter-relações, ao passo que elas se organizam sem nos darmos conta e segundo modos que nos escapam. Da mesma forma que uma mãe ambivalente necessariamente não torna uma criança esquizofrênica,

6 Bateson, G. (1977 e 1980). *Vers une écologie de l'esprit*. Paris: Seuil.

uma criança esquizofrênica não tem necessariamente uma mãe ambivalente.

De toda maneira, e apesar dessas críticas, o modelo de Bateson, com sua teoria de duplo vínculo ou da injunção paradoxal em duplo vínculo, permanece no âmago da terapia sistêmica e das terapias familiares que recorrem a ela.

Para essas terapias, a família é um sistema constituído de relações de alianças e filiações, de apegos e compartilhamentos, aberto a sistemas mais amplos (comunidade de bairro, de cultura, de religião etc.). Ainda assim, se hoje admitem, diferentemente de Bateson, que a família é uma organização cujo funcionamento escapa a seus membros e os condiciona sem que eles se deem conta, essas terapias permanecem convencidas de uma possível objetivação das inter-relações que ali são mobilizadas, bem como de seus efeitos: poderíamos pôr em evidência as comunicações intrafamiliares e distinguir suas disfunções. Neste contexto, o sintoma não é mais a produção de uma subjetividade, mas o efeito de uma interação a decodificar pelo estudo minucioso dos processos comunicacionais cruzados.

O protocolo:

- a hipótese central da terapia sistêmica exclui considerar apenas o indivíduo, mas exige apreendê-lo no seio de seu sistema familiar, a fim de operar uma modificação global dos comportamentos de todos os membros da família;
- um contrato terapêutico é proposto, especificando as expectativas do cliente (indivíduo, casal, família) e os meios de acesso a elas.

A técnica associa:

- a elaboração da história pessoal;

- a confrontação inter-relacional dos membros da família para permitir a distinção entre suas diversas percepções;
- a construção de hipótese sobre a disfuncionalidade causal;
- a aliança terapêutica entre o terapeuta e o cliente sobre a significação das emoções;
- a definição de novos comportamentos que possam corrigir a disfunção exposta ou observada.

Na realidade, a terapia sistêmica equivale a descondicionar e condicionar comportamentos, ao mesmo tempo que constrói uma nova organização do sistema familiar. É um behaviorismo adaptado à cena familiar.

É claro que existem muitas escolas diferentes, o que impõe dificuldades para compreendê-las, pois cada uma delas enfatiza o que parece estar mais de acordo com a orientação de seus terapeutas, sem que seja possível distinguir qualquer oposição fundamental entre elas. No conjunto, os terapeutas defendem seu ecletismo e assim legitimam seus modos de ação.

A programação neurolinguística

Também nascida na Califórnia, mas nos anos 1970, esta terapia se vê como a herdeira da *Gestalt*-terapia, da terapia sistêmica e da hipnose ericksoniana, mas nela encontramos elementos vindos de Berne e de Rogers. É o *melting-pot*[7] da psicoterapia.

Há um encontro na origem de sua invenção. Em 1972, um jovem estudante de 22 anos, Richard Bandler, apaixonado por informática, e um jovem professor de 31 anos, John Grinder, apaixonado por

7 Lugar onde se reúnem pessoas diferentes, ideias diferentes. [N.T.]

linguística gerativa, planejam uma formalização da experiência subjetiva.[8]

O primeiro de seus pressupostos é a ideia de que todo indivíduo constrói sua concepção do mundo, tem seu "modelo do mundo", conjunto de crenças que induzem comportamentos que não correspondem forçosamente ao que ele deseja. O segundo pressuposto é a ideia de que podemos modificar nosso "modelo do mundo" para que ele possa induzir comportamentos conforme o desejado.

A primeira tarefa da programação neurolinguística (PNL) é, então, a exploração do "modelo do mundo" do cliente de maneira a modificar os procedimentos para aceder a uma alteração dos comportamentos até chegar ao objetivo desejado. Essa exploração supõe a observação de esquemas linguísticos e infralinguísticos (gestos, posturas etc.), para adquirir uma representação do "modelo do mundo" do cliente e avaliar a orientação que convém lhe impor ao responder à sua demanda. A segunda tarefa da PNL é apresentar ao cliente novas capacidades de ação, de modo a lhe oferecer maior flexibilidade na determinação de suas escolhas. Várias técnicas ajudam na obtenção dessas modificações: produções de novas imagens mentais, realinhamento da significação dos acontecimentos, reorganização da memória etc. O terapeuta não ajuda o cliente apenas a resolver seus problemas, ele o ajuda a retomar o desenvolvimento de seu potencial e visa, antes de tudo, a mudar os hábitos insatisfatórios com a ampliação das possibilidades de comportamentos, a fim de que o cliente possa ter acesso àqueles mais adaptados aos objetivos que procura.

O trabalho se concentra tanto nos padrões de crença quanto nos padrões de comportamento, uma dualidade de ação que evoca as terapias cognitivo-comportamentais, com a diferença de que o

---

8 Bandler, R., & Grinder, J. (1998). *Le Recadrage: transformer la perception de la réalité avec la PNL*. Paris: InterÉdition.

terapeuta é aqui um guia ativo que acompanha e conduz o processo de transformação do cliente de seu estado atual para o estado desejado.

Esse lado "pensamento positivo" faz da PNL uma prima do método Coué. O terapeuta facilmente engaja o cliente a dizer para si mesmo várias vezes ao dia frases do gênero: "Eu posso", "Eu ajo", "Eu faço", "Eu sinto alegria" etc. Pode também convidá-lo a neutralizar as imagens e os pensamentos "negativos", substituindo-os por imagens e pensamentos "positivos".

Por trás desses simplismos, porém, há um otimismo em relação às capacidades humanas que, por si só, tem sem dúvida um papel determinante nas modificações dos processos comportamentais. Poderíamos ter acesso constante a novos aprendizados e, portanto, a novos "modelos do mundo". É a mensagem desta terapia.

Além disso, se este novo método Coué tem seus limites, tem igualmente efeitos benéficos sobre as capacidades de adaptação e de valorização narcísica daqueles que o procuram. É isso que, em grande parte, explica seu sucesso, em particular junto aos técnicos do *coaching*.

Uma versão recente da PNL, o eneagrama, uma espécie de caracterologia digna de La Bruyère e de Le Senne,[9] demonstra mais uma vez que não há nada de verdadeiramente novo sob o céu das psicoterapias. Esta já era a intuição central de Pierre Janet,[10] neurologista e psicólogo francês, em 1923.

---

9 Jean de la Bruyère (1645-1696) foi um moralista francês, famoso por uma única obra, *Personagens ou costumes do século* (título no original: *Les caractères ou les mœurs de ce siècle*) (1688). René Le Senne (1882-1954), filósofo francês, metafísico e psicólogo, pertence à corrente espiritualista e à filosofia dos valores. Celebrizou-se por ter fundado a caracterologia francesa. [N.T.]

10 Ver *La Médecine psychologique*. Paris: Flammarion, 1923.

A psicologia individual

Companheiro de estrada de Freud até 1911, Alfred Adler (1870-1937) permaneceu absolutamente impermeável à psicanálise, a tal ponto que podemos nos perguntar com legitimidade, assim como Jung, o que o levou a frequentar Freud. Não apenas seu engajamento político, mas suas referências filosóficas ("o elã vital" de Bergson, a "vontade de potência" de Nietzsche) muito cedo lhe impõem um esquema conceitual que ele nunca abandonou: o homem seria esvaziado por um sentimento de inferioridade do qual aspira desprender-se para se realizar plenamente como ser social.[11] Esse esquema anuncia Rogers, e o anuncia até porque Adler emigra em 1926 para os Estados Unidos, onde terá algum sucesso.

Todo o pensamento de Adler funda-se na noção de uma força criadora que oferece à criança a oportunidade de desenvolver sua capacidade de se libertar do sentimento de inferioridade em relação aos pais, para forjar um "estilo de vida" que lhe permita desenvolver sua natureza social inata. O homem estaria, assim, em movimento na direção desse fim, realizando-se não somente na vida profissional e afetiva, mas, sobretudo, na vida social e artística. Podemos compreender que tal idealismo tenha podido seduzir os norte-americanos, levando alguns psicólogos recalcitrantes em relação à psicanálise, como Rogers, a encontrar nele um argumento em sua contestação a Freud.

A terapia proposta por Adler consiste, portanto, em uma reorganização da dinâmica da realização humana pela modificação dos modelos de comportamento insatisfatórios em modelos mais bem adaptados à integração social.

---

11 Adler, A.(1970). *Le Tempérament nerveux: élements d'une psychologie individuelle et applications à la thérapeutique*. Paris: Payot; Adler, A. (1991). *Le Sens de la vie*. Paris: Payot.

O protocolo associa:

- uma relação de parceria baseada na "camaradagem";
- um destaque do estilo de vida atual insatisfatório;
- uma mobilização dos entraves ao desenvolvimento;
- a busca de uma melhor integração social pela valorização da vontade de potência e do "protesto viril";
- a cada etapa, o terapeuta deve regozijar-se com os progressos alcançados para encorajar o cliente e sustentá-lo no seu caminhar.

O horizonte da existência é e deve ser o sucesso da integração social segundo as normas da comunidade do cliente: Adler pôde tomar como seus tanto os valores comunistas, quando ainda vivia em Viena, como aqueles do *american way of life*, tão logo se encontrou nos Estados Unidos: a competição agressiva tornou-se para ele a referência da realização humana.

Ao saber do convite feito a Adler para dar conferências nos Estados Unidos, Freud escreveu a Ferenczi que "provavelmente, o objetivo é salvar a América da sexualidade e estabelecê-la sobre a agressão" (10 de maio de 1914). De fato, o traço comum às psicoterapias americanas, dentre as quais muitas se inspiraram no esquema de Adler, é a aversão comum à sexualidade e a valorização do sucesso social e financeiro.

A terapia da análise do destino

Hoje pouco conhecida, mas tendo angariado uma reputação inegável na Suíça, na Alemanha ou na Bélgica, desfrutando de um retorno favorável sob uma forma edulcorada com a psicogenealogia, a terapia da análise do destino é a obra de uma personagem fora do comum,

Leopold Szondi. Nascido na Hungria em 1893, famoso pelo teste projetivo rival do Rorscharch que leva seu nome, Szondi preocupou-se a vida inteira com o quinhão de liberdade possível para o homem diante de seu destino biológico.

Embora psiquiatra de formação, tendo passado por uma psicanálise, Szondi, depois de se tornar professor em Budapeste aos 34 anos, se convence da validade de uma tese surpreendente: a teoria ancestral da escolha de objeto. Nossas escolhas amorosas seriam ditadas pelos genes recessivos transmitidos por antepassados comuns. Eu me sentiria atraído por pessoas que compartilham comigo o mesmo patrimônio genético, versão moderna do mito de Aristófanes no *Banquete* de Platão.

No entanto, esse genotropismo encontra uma provável aplicação com a elaboração do teste de Szondi, que inclui o diagnóstico experimental das pulsões de um indivíduo. A apresentação ao paciente de seis séries de oito retratos fotográficos e a anotação de suas reações de simpatia e de repulsa diante de cada retrato permitiriam identificar sua personalidade pulsional.

Contudo, a teoria das pulsões de Szondi de forma alguma é a de Freud. Nas questões em que este último vê apenas uma hipótese heurística, Szondi afirma uma teoria genética e neurobioquímica. Seríamos organizados por quatro pulsões (sexual, afetiva, do Eu e do contato), subdivididas em dupla polaridade ativa e passiva, cada uma correspondendo a um quadro clínico maior. Assim, a pulsão sexual *S* tem duas polaridades: a ternura, cujo protótipo é o hermafroditismo *h*, e a atividade, cujo protótipo é o sadismo *s*. Graças ao teste, podemos ver se você é *S h* + ou *h*-, *S s* + ou *s*- etc.[12]

12 Szondi, L. (1975). *Liberté et contrainte dans le destin des individus*. Paris: Desclée de Brouwer; Szondi, L. (1979). *Introduction à l'analyse du destin*. Louvain: Nauwelaerts.

Essa constituição pulsional genética é a tradução de um "inconsciente familiar" não ligado ao discurso dos pais, como para o inconsciente individual de Freud, nem ligado aos arquétipos de uma comunidade, como para o inconsciente coletivo de Jung, mas ao patrimônio genético herdado dos antepassados.

Toda a sutileza de Szondi está na distinção entre as possibilidades ditadas pelo patrimônio e a capacidade de realizá-las segundo os dados exógenos de ligação: o meio ambiente da criança e do adolescente.

De algum modo, para além de seu biologismo, Szondi pretende salientar, de um lado, as aspirações de um indivíduo (pouco importa se ele as remete ao patrimônio genético) e, de outro, suas limitações mentais em realizá-las.

Uma função superior do Eu estaria encarregada de assegurar a superação de suas contradições.

O protocolo associa:

- uma reunião dos dados provenientes da interpretação dos sonhos ancestrais e da constituição da árvore genealógica de maneira a identificar o genotropismo do cliente;

- uma tomada de consciência das diversas funções do Eu, de maneira a ajudar o cliente a ultrapassar os antagonismos entre seu genotropismo e as defesas provenientes de seu meio ambiente, a fim de escolher entre suas múltiplas possibilidades aquelas que melhor se adaptam à sua realidade atual e futura.

O terapeuta é muito ativo aqui, operando as orientações com a ajuda de propostas comportamentais e espirituais sem negligenciar o recurso à farmacologia, se ela se mostrar útil. Há um verdadeiro condicionamento do cliente, que evoca não só as TCC, mas também alguns aspectos da terapia sistêmica.

Uma versão *soft* da terapia da análise do destino foi desenvolvida sob o nome de "psicogenealogia", sob a liderança de Anne Ancelin-Schützenberger. A tese é mais simples: nossos sofrimentos seriam apenas a repetição de traumas vividos por nossos antepassados, e mesmo em nossa primeira infância.[13] Você tem anginas com frequência? Sem dúvida, algum antepassado terá sido guilhotinado; você tem uma constipação persistente? Sem dúvida, algum antepassado terá tido o ventre perfurado por uma baioneta. Mas o trauma pode ser mais recente: muitos de nossos sintomas seriam apenas os ecos de abusos sexuais vividos nos primeiros meses.

O protocolo também seria mais simples: seria suficiente evocar o trauma vivido pelo antepassado depois de uma reconstituição da árvore genealógica, ou pelo bebê depois de uma sondagem apoiada em suas recordações de adulto, para que o sintoma desapareça. Quanto a identificar o modo de transmissão do trauma do antepassado ou dos primeiros meses de infância, nada é realmente dito.

A contrario, tal tese dá a entender que poderíamos esperar um universo livre do sofrimento: imaginemos antepassados não traumatizados e pais não abusadores, e eis-nos de volta ao paraíso terrestre. Se Adão e Eva não tivessem ficado traumatizados, Caim não teria matado Abel...

O sonho acordado dirigido

Foi em 1923 que um engenheiro de formação, Robert Desoille (1890-1966), inventa uma técnica psicoterápica baseada na potência do imaginário. É uma questão de induzir um devaneio no cliente, depois modificá-lo por meio de sucessivas injunções a fim de nele

---

13 Ancelin-Schützenberger, A. (2001). *Aïe, mes aïeux*! Paris: Desclée de Brouwer.

fazer aparecer imagens que traduzissem seus desejos, seus medos, seus traumas.

Esta técnica, que foi muito difundida, permitiria ao cliente descobrir as fontes de suas emoções e sintomas. Graças às sugestões do terapeuta, o cliente poderia gradualmente lidar com situações difíceis e até mesmo mudar seu comportamento. O método foi reorientado num sentido não diretivo por George Romey, que lhe deu o nome de "Sonho acordado livre", inspirando-se em teses de Jung com suas interpretações das produções imaginárias dos clientes.[14]

14 Romey, G. (1982). *Rêver pour renaître*. Paris: Robert Laffont.

As terapias psicocorporais

Surgidas mais recentemente, ligadas à influência da cultura hindu no final do século XIX (massagem ayurvédica, ioga), as terapias psicocorporais retomam uma tradição ocidental perdida desde a queda do Império romano: a atenção ao bem-estar físico.

Se facilmente atribuímos essa renovação a Groddeck e Reich, companheiros de estrada de Freud por algum tempo, há poucas dúvidas quanto à grande contribuição de Roger Vittoz (1886-1925) e sua "reeducação sensorial", Johannes Heinrich Schultz (1884-1970) e seu "treinamento autógeno", e Edmund Jacobson e seu "relaxamento". Mas é com a *Gestalt*-terapia, em seguida com as terapias New Age (grito primal, *rebirth*, *rolfing* etc.) que essa revitalização atinge sua notoriedade atual.

Como é praticamente impossível examinar todas as técnicas, vou me limitar às mais conhecidas, sem prejulgar assim a validade das outras (os métodos Feldenkrais e Tomatis, a haptonomia e a holotropia, por exemplo, se acreditamos em seus usuários, teriam efeitos dignos de atenção). E o que dizer da talassoterapia, que também se inscreve nessa renovação!

A análise bioenergética

Embora associada a Wilhelm Reich (1897-1957), este método é a obra de um de seus alunos americanos instalado em Nova York, Alexander Lowen (1910-2008), que desde os anos 1950 lhe deu sua configuração atual.

Dois postulados regem o pensamento de Lowen. O primeiro, inspirado em Nietzsche, afirma que somos nossos corpos e que nossos corpos não podem mentir: eles falam uma linguagem infraverbal, que é a do nosso inconsciente corporal. O segundo, inspirado em Rank, afirma que as primeiras experiências no nascimento definem de uma vez por todas o nosso caráter: nosso nascimento seria necessariamente traumático.

Contudo, tanto para Lowen como para Reich, o corpo não é a imagem que fazemos dele, mas sua energia. Desse ponto de vista, sentimento, emoção, pensamento, movimento são modos de energia que se realizam na relação com outrem, na postura, no gesto em que se define o caráter.

Digamos que, para Lowen, quanto mais flui e "pulsa" a energia, mais o homem é saudável; menos a energia flui, menos o homem é são. Há em Lowen certo rousseaunismo: o homem nasceria bom e seria corrompido pelo meio. A terapia consiste em lhe oferecer a oportunidade de reencontrar a integridade perdida para dispor da expressão de suas emoções.[1]

O protocolo associa:

- um contrato terapêutico no qual são especificados os sofrimentos atuais, as técnicas propostas para remediá-los, bem como o quadro ético a respeitar. Esse último ponto visa a prevenir os rumores;

---

1 Lowen, A. (1976). *La Bioénergie*. Paris: Tchou.

- uma análise do funcionamento somato-psíquico, com seus bloqueios na expressão corporal e verbal das emoções mais precoces;
- uma estimulação das emoções inibidas, em particular no nível das experiências precoces pré-verbais;
- a sondagem dos traumas precoces inibidos;
- a reorganização dos esquemas afetivo-motores.

O terapeuta deve ficar atento tanto ao discurso quanto ao corpo do cliente, sugerindo-lhe cenas imaginárias, como exercícios físicos, para mobilizar suas emoções. A intenção não é apenas a restauração do bem-estar; é também iniciar uma relação mais fecunda com a realidade e com as relações interpessoais e sociais. Para esse fim, ele verbaliza o vivido corporal e relacional do cliente, para apoiá-lo na conquista de sua autonomia somato-psíquica.

A Gestalt-*terapia*

É, seguramente, a mais popular das terapias psicocorporais, aquela que ainda evoca a atmosfera de "liberação" dos anos 1960. É também a obra de um personagem fora do comum. Nascido na Alemanha em 1898, Friedrich Perls faz seus estudos de neuropsiquiatria ao mesmo tempo que se engaja numa formação psicanalítica, em parte com Wilhelm Reich, e frequenta as aulas de C. Stumpf, o *maître d'œuvre* da teoria da *Gestalt*, um dos grandes eixos da reflexão psicológica do século XX (na qual Lacan se inspirou no início de seu percurso intelectual).

Contudo, rapidamente Perls afasta-se da psicanálise, depois do congresso de 1936 da Associação Internacional de Psicanálise, logo após a acolhida que recebe sua comunicação sobre a agressividade oral.[2] Pouco depois, muda-se da Alemanha para a África do Sul, onde publica, em 1942, seu primeiro livro.[3] Em seguida, emigra para os Estados Unidos, onde, em 1951, sua principal obra é publicada: *Gestalttherapy*, que apenas em 2001 seria traduzida para o francês.[4] Mas, mesmo nos Estados Unidos, teve de esperar 1968 para conhecer a notoriedade (foi capa da revista *Life*). Morreria dois anos mais tarde.

Se a psicanálise se encontra relativamente ausente tanto do substrato teórico quanto do protocolo da *Gestalt*-terapia - com a exceção dos empréstimos feitos a Wilhelm Reich, mas aí já não se trata mais de psicanálise –, o mesmo ocorre com a *Gestalt-theorie*, cujo único elemento subsistente é a ideia de que o todo de uma realidade é superior à soma de suas partes. A caneta-tinteiro que vejo na minha mão e com a qual escrevo esta página não se resume à somatória de ponta, corpo e tampa; a percepção que tenho dela é tanto organizada por sua finalidade (ela é meu instrumento de escrita) como pela significação que lhe dou: foi-me oferecida pela minha namorada e isso tem importância para mim.

A primeira tese de Perls (vizinha daquelas de outras psicoterapias americanas) é que o indivíduo se constitui "aqui e agora" em sua relação com o meio ambiente no qual pode sempre assumir sua liberdade. Conhecendo a vida de Perls, podemos dizer que ela é o testemunho retrospectivo dessa capacidade de não permitir que a adversidade se interponha no caminho.

Sua segunda tese afirma que cada uma de nossas necessidades engendra a ação de sua satisfação: a sensação de fome me leva a tomar consciência de ter fome e a definir o que poderia saciá-la, de modo a poder agir para que ela seja satisfeita, fazer as compras e

2 Lacan, igualmente, verá sua comunicação sobre o *estádio do espelho* interrompida ao cabo de cinco minutos. Mas, onde Lacan persevera, Perls desiste.

3 Perls, F. (1978). *Le Moi, la faim et l'agressivité*. Paris: Tchou.

4 No Brasil, em 1997. [N.T.]

cozinhar, assegurar, em seguida, esta satisfação, comer e poder enfim me fartar.

Esse esquema é para Perls o modelo de todas as experiências, mesmo o modelo da experiência: nossas necessidades buscariam sua satisfação e nosso pensamento não seria mais que o auxiliar de sua realização. O desejo aqui seria, no mínimo, reduzido à necessidade.

O "Self"[5] seria este sistema de adaptação do indivíduo ao ambiente para satisfazer suas necessidades e este ciclo de experiência poderia ser interrompido se introduzíssemos proibições familiares.

Toda a terapia consiste em remover essas inibições e restaurar a fluidez do ciclo da experiência.

O protocolo associa:

- um contrato terapêutico que especifica o estado presente do cliente, o estado desejado e os meios apropriados para atingi-lo.
- as técnicas que visam à mobilização das inibições: 1) a amplificação das limitações para identificá-las; 2) as diversas ações: a famosa *hot seat*, em que o cliente se reveza para interpretar as personagens de sua história; o *awareness*, ou a atenção à fluidez das sensações negligenciadas; as encenações de situações etc.;
- a expressão de seus sentimentos por parte do terapeuta: ele verbaliza o sentido das palavras do cliente, mas, sobretudo, o que suas posturas e seus gestos suscitam nele;
- a conexão com o grupo, mesmo quando a terapia é individual.

O objetivo da terapia é conduzir o cliente a uma melhor gestão da satisfação de suas necessidades e, portanto, a uma melhor gestão de sua relação com os outros. É uma terapia hedonista que visa uma felicidade imediata por meio de um reforço das atitudes narcísicas

5 No original, o autor usou a palavra francesa *Soi*, com maiúscula. [N.T.]

e uma aceitação dos valores americanos de sucesso. Mas é também uma terapia que visa a redução do desejo singular sobre as necessidades homologadas pelo grupo.

Se a análise bioenergética e a *Gestalt*-terapia são os métodos que surgem de forma mais espontânea como exemplos de terapias psicocorporais, às quais podemos acrescentar o grito primal e o *rebirth*, não devemos esquecer que a Europa, bem antes dos Estados Unidos, viu florescer esse gênero de técnicas, mesmo que atualmente não lhes demos de forma tão espontânea essa qualidade de psicoterapia.

Se a difusão da prática da ioga e da massagem ayurvédica no final do século XIX contribuiu para a redescoberta da realidade do corpo, há poucas dúvidas também de que o ensino da ginástica teve aqui sua participação. Direi então algumas palavras sobre essas práticas "europeias".

O método Vittoz

Esta é de longe a mais antiga das terapias psicocorporais. Criada no início do século XX por um médico suíço, Roger Vittoz (1886-1925), ela se baseia na extrema atenção às sensações internas e externas de maneira a redescobrir o corpo e o controle dos pensamentos.

A técnica visa a render-se, relaxar e depois aumentar a receptividade, concentrando a atenção às diferentes partes do corpo, da cabeça aos pés. Em seguida, trata-se de privilegiar os sentidos uns depois dos outros: audição, visão, olfato, tato, gosto.

Enfim, uma única sensação é mantida, por exemplo, uma cócega na planta dos pés, que se desloca para todas as partes do corpo.

Todos os exercícios são feitos com respiração profunda e com algum distanciamento do ambiente externo.

Pouco a pouco, sessão após sessão, o cliente adquire o controle de si em todas as situações de sua existência.

O treinamento autógeno

Este "treinamento autoinduzido" teve seu momento de glória nos países de língua alemã em meados do século XX. Seu fundador, Johannes Heinrich Schultz (1884-1970), professor de psiquiatria em Dresden desde 1919, depois em Berlim, foi um companheiro de estrada de Freud, de Binswanger e, sobretudo, de Oscar Vogt, o inventor da auto-hipnose.

Trata-se de fazer exercícios conforme um procedimento progressivo muito estrito, de maneira que, sem dificuldade, o cliente adquire o método, podendo assim praticá-lo sem a presença do terapeuta.

Em um cômodo tranquilo, imerso na semiescuridão, com uma temperatura adaptada, o cliente, deitado ou sentado, faz uma série de exercícios orientados pelo terapeuta e que serão repetidos de forma idêntica durante várias sessões antes de passar a uma nova série.

O primeiro exercício, o mais conhecido, é realizado assim. O terapeuta instrui o cliente a fechar os olhos e visualizar uma cena tranquila, por exemplo, imaginar-se à beira-mar, na montanha ou no campo, dizendo-se ao mesmo tempo: "Eu estou totalmente calmo". O cliente deve repetir a injunção, mobilizando sua representação a cada vez de maneira diferente, prestando atenção na visão, nos barulhos, nos odores, no tato e, eventualmente, no gosto. Em seguida, o terapeuta formula a segunda injunção: "Repita: 'Meu braço direito está pesado'". Depois de ter repetido a injunção, o cliente experimenta efetivamente uma sensação de peso. Passa-se em seguida ao outro braço, depois aos dois braços, depois à perna direita, depois às duas pernas, enfim, ao corpo inteiro.

No fim desse primeiro exercício, faz-se o cliente "retornar", dizendo-lhe para inspirar e expirar profundamente três vezes, fazer movimentos com as mãos, com os braços e com as pernas, alongar-se completamente, abrir os olhos. Cada exercício é repetido durante quinze dias antes de passar ao seguinte. Os outros exercícios propõem experimentar sensações de calor (em particular no plexo solar), de frescor, de modificação do ritmo cardíaco, do ritmo respiratório, de apaziguamento da dor.

O exercício deve ser feito todos os dias. Essa assiduidade é a condição da auto-hipnose, que oferece, se somos sensíveis a ela, a oportunidade de entrar mais rapidamente num estado de relaxamento.[6]

Querendo ou não, esse método tem efeitos garantidos, em particular para modificar comportamentos de dependência, desde que, durante os exercícios, seja adicionada uma injunção relacionada especificamente ao tabaco, ao álcool etc.

Numerosos profissionais modificaram esse método para adaptá-lo a essa ou àquela concepção do homem ou a essa ou àquela patologia.

Assim, o doutor Raphaël Chercheve adicionou-lhe uma dimensão hipnótica mais acentuada ao cuidar dos mutilados de guerra, e chamou seu método de "hipnosofrologia", enquanto o doutor Ajuriaguera enfatizou o vínculo cliente-médico, chamando seu método de "relaxamento psicotônico".

6 Schultz, J. H. (2000). *Le Training autogène*. Paris: PUF.

Deve-se ter em mente, entretanto, que ao mesmo tempo que Schultz desenvolvia o treinamento autógeno, Edmund Jacobson, inspirando-se na ioga, inventava a palavra "relaxamento" e desenvolvia seu próprio método no laboratório de psicologia clínica de Chicago, que, no conjunto, é muito próximo.[7]

No entanto, desde 1960, esses dois métodos se distanciariam com a invenção, em Barcelona, de um terceiro.

A sofrologia

Foi assim que em 1960, em Barcelona, um médico colombiano nascido em 1932, o doutor Caycedo, desenvolveu uma nova técnica inspirada ao mesmo tempo nas duas precedentes, mas também em práticas orientais, como a ioga e o zen.

Literalmente "estudo do equilíbrio do espírito", esta técnica induz estados modificados da consciência a partir de injunções próximas das de Schultz.

No entanto, ela se refere a todo um contexto filosófico ausente em Schultz e em Jacobson. Trata-se de se conceber como um conjunto que associa espírito, mente e corpo, e de compreender que a harmonia entre essas três entidades conduz à felicidade.

Com o passar do tempo, Caycedo adiciona novos exercícios aos primeiros, diretamente inspirados em técnicas orientais, que visam a obter um controle de si em qualquer situação, mas também uma percepção apurada de todas as suas funções corporais. Mas, diferentemente do treinamento autógeno, a sofrologia confere um lugar considerável à verbalização pelo cliente das sensações e das

---

7 Jacobson, E. (1980). *Savoir se relaxer pour combattre le stress*. Paris: Éditions de l'Homme.

imagens experimentadas e, nesse sentido, ela é verdadeiramente psicocorporal.

O leitor não ficará surpreso se eu lhe disser que a sofrologia, por sua vez, teve seus dissidentes que elaboraram outras técnicas.

Enfim, antes de retornar aos Estados Unidos, quero citar três técnicas psicocorporais mais recentes.

A somatoanálise

Inventada pelo doutor Richard Meyer em 1976, este método combina às técnicas vislumbradas por Schultz a ativação de outras funções corporais, como a voz, assim como um trabalho de verbalização que lembra a sofrologia, mas em situações de transferência em grupo que permitem a expressão de emoções inibidas. Em certos aspectos, a somatoanálise evoca também o grito primal.[8]

A análise psico-orgânica

Inventada por Paul e Gerda Boyesen em 1975, este método, muito próximo do precedente, inspira-se também em teses de Jung, bem como enfatiza as posturas do corpo.[9]

---

8 Meyer, R. (1994). À chaque jour suffit son bonheur, l'humain et ses trois dimensions: *affective, sociale e créative*. Ramonville: Le Coudrier; Meyer, R. (1998). *La Somatoanlyse*. Paris: Bernet-Danilo.

9 Boyesen, G. (1975). *Entre psyché et soma*. Paris: Payot.

O lying

Inventada por Swami Prajnanpad, mas difundida por Bernard Pernel, médico francês, este método é uma técnica de grupo em que, alternadamente, os participantes fazem alongamentos, relaxam-se e associam seus pensamentos diante dos outros.

A terapia primal

Foi em 1970 que Arthur Janov tornou conhecido no mundo inteiro o método que elaborava fazia quase dez anos, publicando *O Grito primal*, cujas vendas passaram de mais de um milhão de exemplares.[10]

Baseada na hipótese segundo a qual nossos problemas estão ligados a experiências traumáticas neonatais, é seguramente a terapia mais coerciva, além de ter sido, em dado momento, a mais cara do mercado, influente, é verdade, pelo fato de ter acolhido clientes famosos como John Lennon.

O protocolo associa:

- o envio pelo candidato de uma autobiografia detalhada ao terapeuta, na qual exprime com precisão seus sintomas e desejos;
- uma entrevista com o terapeuta;
- um estágio de três semanas no qual o cliente mora sozinho nas proximidades do terapeuta, sem comunicação com outras pessoas, sem televisão, sem álcool, sem cigarros etc. Ele encontra com o terapeuta todos os dias para sessões de uma hora e meia a duas horas;
- sessões de grupo em número de cinco a seis;

10 Janov, A. (1975). *Le Cri primal*. Paris: Flammarion.

- um acompanhamento de dois anos.

Trata-se de, a cada vez, expor um desejo não satisfeito ou um sofrimento (sensação de que uma pessoa quer prejudicá-lo, sensação de desespero, de depressão, de inibição etc.) e de evacuá-la pelo grito.

Apesar de seu lado um pouco extravagante, a terapia primal conservava, em 2004, o sucesso de seus primeiros anos, sobretudo nos países anglo-saxões, onde, porém, teve de contar com a terapia inventada por Leonard Orr, contra a qual, não por acaso, Janov lutou com veemência.

O rebirth

Terapia *New Age*, lançada nos anos 1970 por Leonard Orr e Sondra Rey, ela invade o território de Janov, com quem compartilha a hipótese de base: nossos problemas seriam as consequências de traumas precoces, dos quais poderíamos nos libertar, não pelo grito, mas pela hiperventilação respiratória. Orr não é o primeiro a utilizar as propriedades da hiperventilação, que conduz a uma hipóxia cerebral*, a uma redução da oxigenação cerebral, provocando manifestações emocionais paradoxais e, a seguir, uma hipóxia generalizada, acarretando formigamentos, dormências e mesmo tetanias. Enfim, a mudança de ritmo respiratório resulta em sensações de calor e bem-estar.

Orr atribui as manifestações devido à hipóxia ao surgimento de emoções traumáticas ligadas ao nascimento. Serve-se dessa hipótese para suscitar associações no cliente. Também afirma que os clientes viveriam experiências fora do corpo, e até mesmo verdadeiras reminiscências de vidas passadas.[11]

11 Orr, L., & Halbig, K. (1994). *Rebirth, l'Art de la respiration consciente*. Paris: Dangles.

É verdade que este método se inscreve num contexto espiritual que supõe o acesso possível a uma energia vital pré-natal que nos abre para a imortalidade. Intervém muito também o "pensamento positivo", isto é, a modificação dos comportamentos por injunções segundo o modelo do método Coué.

O protocolo associa:

- uma experimentação de quatro estágios que correspondem, respectivamente, à concepção, à vida intrauterina, às contrações uterinas e, depois, à passagem para fora do útero, que conduz à emissão liberatória;

- conforme as manifestações dos clientes, poderíamos conjeturar o efeito de um parto prematuro, de um parto induzido, de uma cesariana, de um nascimento gemelar desconhecido, de uma repetição do próprio nascimento da mãe (lembremos que o dogma da Imaculada Conceição foi inventado para nos assegurar que o Cristo teria nascido de uma mãe nascida pelo mesmo procedimento que ele);

- as manifestações vividas pelo cliente poderiam também reconduzir à vida intrauterina antes do nascimento, às tentativas eventuais de aborto (coisas dessa ordem eram afirmadas por Françoise Dolto), mas também a eventos associados ao momento da concepção, mesmo associados a vidas passadas;

- o *rebirth* (renascimento) é praticado individualmente ou em grupo, fora ou dentro d'água;

- o terapeuta intervém com suas injunções, pelo toque e pelo mimetismo de sua respiração. Ele facilita o contato físico com o cliente de maneira que este possa reviver plenamente seu nascimento. Pode também lhe pedir para exprimir o que experimenta e interpretar suas palavras. Pode ainda utilizar técnicas provenientes de outros métodos, como a análise bioenergética, a hipnose, a PNL etc.

Segundo os terapeutas do *rebirth*, a eficácia deste método seria extraordinária. Tanto quanto, penso eu, todas as técnicas psicocorporais.

O rolfing

Inventado por Ida Rolf, este método de massagem teve um sucesso considerável e originou numerosas imitações (a fasciaterapia, a osteopatia craniana, a massagem *Sensitive Gestalt* etc.).

Todas essas técnicas psicológicas corporais que surgiram no século XX são, no entanto, bastante semelhantes e todas derivam de práticas conhecidas na Índia e na China há milhares de anos. O leitor conhece a ioga, o zen. Mas ele conheceria o *qi gong*, método que está no âmago da acupuntura, com três mil anos de idade, e que, de maneira geral, se parece e se confunde com o treinamento autógeno?

Resta-me agora dizer algumas palavras sobre três métodos que tiveram certa importância no século XX, mais pelos seus pressupostos filosóficos quc por suas tćcnicas: o psicodrama, a psicologia analítica e a Daseinsanalyse.

Três outras psicoterapias famosas

Deparamo-nos até agora com terapias que derivam de práticas ancestrais: o xamanismo para a hipnose, o condicionamento educativo para as terapias comportamentais e adaptativas, o relaxamento muscular para as terapias psicocorporais. Essas três formas de terapia apoiam-se, claro, na transferência: é porque concede ao terapeuta algum saber que o cliente segue suas injunções. Vimos também que todas essas terapias reivindicam sem dificuldade um pano de fundo filosófico na maioria das vezes bastante sumário: impulso vital, capacidade de criação, interação comunicacional etc. Vimos, enfim, que a maioria delas foi inventada por companheiros de estrada da psicanálise, da qual se separaram diante do que vou chamar provisoriamente seu "rigor".

Vamos agora nos deter em três terapias que eu poderia ter colocado em uma ou outra rubrica distinta. Mas, com o psicodrama de Moreno, a psicologia analítica de Jung e a Daseinsanalyse de Binswanger, somos confrontados com terapias cujo referencial filosófico é de outra ordem, inclusive para Moreno, cuja tese nos remete à função da tragédia na Grécia Antiga. Mesmo que possamos reconhecer algum interesse na obra de Jacob Moreno, seu ponto forte pertence mais à descrição etnológica que à compreensão da realidade psíquica.

Advirto imediatamente o leitor que esses três autores também conheceram Freud: se o primeiro o teria encontrado apenas uma vez, os outros dois foram importantes companheiros de estrada, mas nem um nem outro puderam aceitar o "rigor" imposto pela psicanálise.

Que o leitor se tranquilize desde já: a história da psicanálise é uma história de apostasias. Mesmo hoje, numerosas escolas de psicanálise ainda tentam acomodá-la com temperos mais condizentes com a religião ou com a filosofia do que com a "laicidade" indicada por Freud.

O psicodrama

Etimologicamente, "psicodrama" significa "a psique colocada em ato". Essa terapia é a invenção de Jacob Lévy Moreno, nascido em Budapeste, em 1889. Depois dos estudos de medicina em Viena, aí se estabelece e monta um teatro. É nessa ocasião que observa o efeito terapêutico da atuação, recuperando involuntariamente a intuição fundadora da tragédia.

Na realidade, parece que essa intuição existia nele desde a mais tenra infância. Com seus colegas, constantemente Jacob encenava histórias nas quais já valorizava a improvisação em detrimento do texto prévio.

Na adolescência, constrói uma concepção do homem, representado como social e fraternal, cocriador de um mundo comum. Este ideal, que guiará amplamente a maneira de encarar seu papel terapêutico, recupera também a função cívica da tragédia antiga.

Em 1925, instala-se em Nova York como psiquiatra, trabalhando ao mesmo tempo em um centro penitenciário e em um centro de reeducação. É nesses lugares que elabora o conceito da terapia de grupo pelo teatro de improvisação. Dez anos mais tarde, cria sua própria clínica, que se torna um lugar de formação em psicodrama. O reconhecimento vem rápido, em particular durante a Segunda Guerra Mundial, quando o exército americano faz amplo uso de suas teses. Depois da guerra, seu método propaga-se pelo mundo inteiro. Morre em 1974 e é enterrado em Viena.

Não podemos imaginar todas as aplicações atuais do psicodrama: empregado como instrumento terapêutico, ele serve também para facilitar as relações em grupos tão diversos como a escola, o exército, a empresa etc. A própria palavra tornou-se de uso comum. Há mesmo o psicodrama individual (os outros membros do jogo são terapeutas) ou de família.

A genialidade de Moreno encontra-se, portanto, na retomada das intuições dos gregos: esquecemos que a tragédia foi, no início, uma ferramenta de instrução cívica e uma ferramenta terapêutica. Ela foi explicitamente instituída para induzir no expectador um ensino da virtude e uma metabolização de suas paixões. Ir ao teatro era um ato cívico obrigatório e gratuito. Os autores eram recompensados conforme os efeitos causados no público por suas peças. Apenas em Roma tornou-se uma distração. Embora de origem religiosa (como indica a etimologia do nome: "o canto do bode sacrificado em honra de Dionísio"), a tragédia foi rapidamente "laicizada", desde Ésquilo. Sua função era encenar paixões humanas: amor, ódio, ciúme, desejo incestuoso, sentimento de culpa, angústia etc., em luta com o respeito ou não pelas leis da cidade.

Assistindo a tais cenas, o expectador podia identificar-se com os personagens, livrando-se assim de suas paixões. "A tragédia, escreve muito justamente Aristóteles, é a imitação feita por personagens em ação que, suscitando piedade e temor, produz a purgação (*catharsis*) de tais emoções" (*A Poética*, 1449b25). Essa função do teatro não mudou: mesmo que não o frequentemos para nos iniciar na virtude cívica, vamos ao teatro, ainda hoje, como em Roma, para purgar nossas paixões.

A novidade trazida por Moreno é a transformação do expectador em ator, permitindo-lhe passar de uma catarse passiva para uma catarse ativa.[1] Essa transformação refere-se naturalmente a sua concepção de homem como realidade psicocorporal criadora de sua existência pela participação na vida do mundo. É preciso não esquecer que Moreno, paralelamente ao psicodrama, tinha criado uma disciplina, a sociometria, encarregada de apreciar as questões inter-relacionais, e lançado um novo conceito de inconsciente, o inconsciente corporal, espécie de reservatório de emoções que enredam nossa relação com os outros.

A tese – o homem é um animal social que só existe na relação – é compartilhada, nós o vimos, por numerosos autores do século XX, como Gregory Bateson e, claro, Freud, mesmo que Moreno não se dê conta disso. Digamos que a descoberta de Freud é que, mesmo falando a nós mesmos, nos endereçamos [*nous adressons*[2]] sem cessar a outra pessoa, mesmo quando esse personagem é imaginário, como testemunha a encenação de nossos sonhos. Moreno é tomado

---

1 Moreno, J. L. (1987). *Psychothérapie de groupe et psychodrame*. Paris: PUF. Ver também Marineau, R. (1989). *J. L. Moreno et la troisième révolution psychiatrique*. Paris: Métailié.

2 *Endereçar* é uma dessas palavras que adquiriu nos textos de extração lacaniana um uso quase técnico; em português, a tradução de *adresser* pode chegar próximo do galicismo. Afinal, não costumamos dizer: "a reprovação que me endereçaram"; "ele evitou o golpe que o adversário lhe endereçou"; "o médico me endereçou a um especialista"; mesmo, como no caso, no sentido de enviar (palavras) na direção de alguém: "ele nunca me endereçou a palavra". [N.T.]

por uma preocupação objetivista, enquanto Freud destaca o papel do fantasma.

Mais precisamente, Moreno é fascinado pela relação de cada um com o grupo, o que ele chama de o "encontro", feito ao mesmo tempo de espontaneidade e adaptação, de simpatias e antipatias, no qual devemos desempenhar os papeis a que somos forçados pelo grupo. Eu sou ao mesmo tempo filho para meus pais, esposo para minha mulher, amante para minha amante, empregado para minha empresa, chefe para meus subordinados etc.

Temos, sem dúvida, esses diversos papéis, mas isso não quer dizer que os desempenhamos de forma tão simples: eu posso ser o pai de meus pais, o filho de meus filhos etc.

Moreno, no entanto, tem em vista a integração harmoniosa de cada um no todo: esse ideal guia a ação do psicodrama e, acrescento eu, compromete sua validade. É esse ideal que, apesar de tudo, reduz o psicodrama a uma técnica de condicionamento e explica seu sucesso nos Estados Unidos, em particular no Exército e nas grandes empresas. A função da tragédia de Atenas era já assegurar a coesão da cidade: Sófocles foi eleito estrategista depois da representação de *Antígona*, na qual ele explicitava o direito de Creonte em detrimento do direito de sua sobrinha, tratada como louca.

O protocolo associa:

- os participantes, unidos entre si por um contrato que lhes assegura poder exprimir o que desejam, já que nada do que é dito por cada um deles será divulgado: eles são terapeutas;

- o protagonista, que é o participante escolhido pelo psicodramatista para representar uma cena atual ou passada de sua vida com a ajuda dos outros participantes que vão representar os papéis antagonistas;

- a encenação induzida pelo terapeuta, que, ocasionalmente, dubla o protagonista, interpretando suas supostas emoções;

- o jogo, que se desdobra em várias cenas centradas ou não sobre o mesmo problema;

- o "dérôlage"[3] terminal do protagonista, que evoca sua vivência, seguido da repercussão nos diversos membros do grupo.

Interpretando a suposta vivência do protagonista durante a cena representada e fazendo referência a eventuais cenas vividas, até mesmo trocando de papéis para que o protagonista imagine como a cena que ele realiza pôde ser vivida por seu pai, sua mãe etc., o psicodramatista projeta uma realidade imaginária, a sua, sobre a realidade supostamente vivida pelo protagonista e seus pais.

O psicodramatista não sabe, em absoluto, o que a mãe ou o pai de seu cliente puderam sentir por ocasião de determinada cena evocada. Ele age como se soubesse. Na realidade, sua intervenção visa a fazer o protagonista compreender que toda relação é uma inter-relação, daí a necessidade de levar em conta o ponto de vista do outro para dissipar seu eventual ressentimento.

Assim, se tenho o sentimento de ter sido abandonado, o psicodramatista pode me dizer que, se a minha mãe me confiou à minha tia quando eu tinha dois anos, foi talvez porque ela devia ser hospitalizada para levar até o fim a gravidez de meu irmão mais novo. O que me é dito ali não é nenhuma verdade histórica nem o relato de uma anamnese associada à remoção de uma amnésia infantil, mas a pura projeção do terapeuta que avança uma hipótese para me fazer compreender que minha mãe talvez tivesse boas razões para me confiar à minha tia.

3 Neologismo que poderia ser traduzido por "desencenação", sair do papel. [N.T.]

Eu direi então ao meu psicodramatista que estou pronto para compreender que minha mãe tinha boas razões, mas que isso não elimina meu fantasma de abandono. Provisoriamente, sua intervenção terá com certeza alguns efeitos: se acredito em sua explicação, posso não mais me sentir abandonado na minha relação com minha mãe, mas há grandes possibilidades disso ainda me incomodar em minhas outras relações.

Há algum tempo, uma jovem com anorexia veio até mim com sua mãe, com quem a relação vinha melhorando justamente depois de ter feito um trabalho com psicodrama. Não apenas era anoréxica, a ponto de ser frequentemente alimentada com soro, mas também batia a cabeça violentamente contra a parede para conseguir dormir e arrancava seus cabelos aos punhados. Estava convencida de ter sido uma criança abandonada pela mãe verdadeira e que sua mãe legal a tinha recolhido depois de encontrá-la numa lixeira. Tranquilizo o leitor, esta paciente não era imbecil, mas uma professora concursada em matemática: ela simplesmente me expôs, depois de algumas sessões, um fantasma que desde sempre estruturava sua vida. Ora, como ela sempre culpou sua mãe legal de ter fingido ser sua mãe real, dedicava-lhe uma aversão inominável até consultar um psicodramatista que, durante uma representação, tinha conseguido suscitar essa aversão, levando-a a perceber o ponto de vista da pseudomãe adotiva, que era, na verdade, sua mãe real. Tudo ia bem agora entre elas, mas nada tinha mudado em relação à anorexia, a tricotilomania* e a automutilação. Só muito mais tarde, com a remoção da amnésia infantil e a travessia de seu fantasma originário, os sintomas cederam: quando minha paciente tinha dois anos, sua mãe deu à luz com dificuldade um menino que foi batizado com o mesmo nome do pai, e ela concluiu que esse filho era realmente o filho do pai deles, já que tinha o mesmo nome, enquanto ela e essa mulher, que se apresentava como sua mãe, não tinham o mesmo nome e, portanto, não podiam ter uma relação de mãe e filha. Adicionava-se a essa constatação outro traço que abordarei mais à frente.

Deixo para o leitor apreciar a pertinência do psicodrama.

A psicologia analítica

De todas as psicoterapias surgidas no século XX, a psicologia analítica é, por muitas razões, o melhor testemunho do que separa psicanálise e psicoterapias.

Jung, seu fundador, não foi, é claro, o único discípulo de Freud a se tornar depois herético (para retomar a palavra empregada pelo próprio Jung para se qualificar) – numerosos fundadores de psicoterapias foram inicialmente próximos da psicanálise –, mas sua trajetória é exemplar do que caracteriza as psicoterapias.

Nascido às margens do lago de Constança em 1875, desde a adolescência Jung manifesta um gosto pronunciado pelo esoterismo e pelas concepções religiosas do homem que nunca o abandonarão.[4] Faz seus estudos de medicina na Basileia, depois se torna aluno de Bleuler, o grande psiquiatra suíço responsável pelo hospital psiquiátrico de Zurique, o Burghölzli. Defende sua tese sobre *A psicopatologia dos fenômenos ditos ocultos* em 1902, quando começa a ler Freud, encontrando-o pela primeira vez em Viena em 1907.

Uma espécie de "lua de mel" se estabelece então entre os dois homens, que, no entanto, parece fundada sobre um mal-entendido, que um e outro se recusam a perceber, mas que imediatamente Karl Abraham[5] detecta e diz a eles, sem resultado. Ainda hoje podemos

4 Jung, C. G. (1991). *Ma vie. Souvenirs, rêves et pensées*. Paris: Gallimard.

5 Karl Abraham era um jovem psiquiatra alemão admirador de Freud e em formação na Suíça com o psiquiatra Eugen Bleuler e com C. G. Jung quando este começou a frequentar Freud: vivendo muito perto de Jung e se

nos perguntar como seres portadores de pensamentos tão díspares puderam reciprocamente se enganar de tal maneira sobre o pensamento um do outro.

O ponto de discórdia foi, no entanto, rapidamente circunscrito, e desde o outono de 1909, durante sua estadia juntos nos Estados Unidos, Jung anuncia ser inútil deixar que os pacientes percam tempo com detalhes repugnantes.[6] Há alguma coisa da verdade nua do homem que Jung não pode admitir: a sexualidade em todos os seus aspectos, certas pulsões parciais como a analidade,[7] em particular.

A publicação de *Metamorfoses e símbolos da libido* no jornal da Associação Internacional de Psicanálise entre 1911 e 1912 consagra sua rejeição da sexualidade como hipótese etiológica das neuroses. Ele transforma a libido* em impulso vital e o incesto se torna o símbolo de ideias elevadas.[8] Jung quer tornar aceitável a psicanálise e, para isso, excluir dela as questões sexuais e escabrosas.

O rompimento se consuma. Pouco depois, Freud abre-se com Ernest Jones, por carta, sobre essa dolorosa separação: "Quem prometer à humanidade se libertar da embaraçante sujeição sexual, qualquer bobagem que escolher dizer, será considerado um herói" (carta a Ernest Jones de 17 de maio de 1914). Essa opinião de Freud não envelheceu. Ela vale para numerosas terapias atuais.

Temos como avaliar, *a posteriori*, o quanto esses dois homens se encontravam em disposições radicalmente opostas: Jung do lado

---

correspondendo com Freud, ele via como esses dois pensamentos eram incompatíveis. Ver Freud, S., & Abraham, K. (1969). *Correspondance*. Paris: Gallimard.

6 Jones, E. (1961). *La Vie et l'œuvre de Sigmund Freud* (vol. II, pp. 147-148). Paris: PUF.

7 Jung, C. G. (1998). Lettre à Jones de 25 de fevereiro de 1909. In *Correspondance 1906-1940*. Paris: Albin Michel.

8 Jung, C. G. (1996). *Métamorphoses de l'âme et de ses symboles* (parte 2). Paris: Le Livre de Poche.

do discurso religioso, Freud do lado do discurso científico. De fato, a partir desse texto de 1911-1912, e ainda mais claramente com os seguintes – *Os tipos psicológicos*, em 1921; *A energética psíquica*, em 1928; *O homem na descoberta de sua alma*, em 1933; *Psicologia e religião*, em 1937 –, descobrimos uma verdadeira metafísica que se assemelha mais ao universo romântico faustiano de Schelling que às investigações científicas às quais Freud se dedica na mesma época.

Jung é fundamentalmente um teósofo que convoca toda a tradição esotérica e mística, a mitologia, o folclore e a alquimia para ordenar uma concepção do homem como termo último da criação divina à qual todos têm o dever de responder. O homem junguiano está em união com o universo e o conjunto dos outros homens passados e presentes. Ele é, assim, portador de disposições inatas que constituem as estruturas universais da psique. Essas imagens originais ou primordiais inerentes a todas as culturas e a todas as épocas, designadas por Jung pelo termo arquétipos, seriam, segundo ele, as determinantes da atividade imaginativa dos homens. *A contrario*, as produções culturais coletivas seriam suscetíveis de esclarecer os comportamentos individuais. Todo homem está, assim, ligado à comunidade dos homens.

Caberia a cada homem se desprender desse fundo e realizar sua "individuação", este tornar-se si-mesmo, processo pelo qual é levado a se desfazer de sua imagem social, sua *persona*, sua máscara, e passar assim do *ego* ao *si-mesmo* [*Self*],[9] essa instância sintética da psique capaz, graças ao *conjonctio oppositorum*, de unir os opostos: consciente e inconsciente, introversão e extroversão, pensamento e sentimento, sensação e intuição. É a esse processo que a psicologia analítica convidaria.

---

9 *Moi* e *Soi*, respectivamente, no original. [N.T.]

Durante esse processo, todos teriam de aceitar o que Jung chama de sua "sombra", a parte pouco elogiosa do eu, digamos, nossas aspirações vergonhosas, e, ao mesmo tempo, conforme seu sexo biológico, a sua parte adversa: o *anima* para os homens e o *animus* para as mulheres. O *anima* é a parte feminina do homem, positiva se é construtiva, negativa se enfeitiça, e que participa do fantasma erótico. O *animus* é a tendência masculina da mulher, positiva se lhe dá coragem, iniciativa e espiritualidade, negativa se suscita brutalidade, temeridade, malevolência.

É óbvio que todos esses temas não nasceram de uma investigação científica, mas resgatam crenças de Jung já presentes nele desde a adolescência. Essas crenças, de resto, não são excepcionais e são encontradas em numerosos mitos e antropologias religiosas.

O protocolo associa:

- um exame do que o cliente traz consigo, uma espécie de anamnese a partir da qual é feita uma avaliação;

- uma elucidação progressiva dos processos inconscientes, em que o sonho permite ao terapeuta fazer interpretações a partir dos símbolos e dos mitos da cultura do cliente, ou mesmo de outras culturas. Trata-se aqui de liberar tanto a persona como a sombra, essas partes que corroem o desabrochar, como de afastar o *anima* ou o *animus*. O terapeuta não leva em conta apenas as palavras ditas pelo cliente, mas também suas vivências emocionais e sensoriais que são interpretadas a partir das próprias vivências do terapeuta, como se todos os homens tivessem a mesma vivência, como se houvesse um sentido universal que conviria a todos;

- a proposição de novas possibilidades de existência tão logo o si-mesmo seja constituído. O terapeuta indica as vias que doravante convém seguir para que o cliente esteja não somente em paz consigo mesmo, mas com o cosmos, em cumplicidade com ele e com todos os seus elementos: é o retorno à harmonia dos primeiros tempos quando a conquista do Graal é alcançada.[10]

No plano formal, a psicologia analítica é realizada frente a frente, os olhos nos olhos, se assim posso dizer, para permitir ao terapeuta levar em conta os gestos, as posturas, os olhares do cliente e interpretá-los a partir do que ele próprio experimenta. Atenção, eu disse interpretar, mas a palavra empregada por Jung é *verstehen*, que significa antes compreender, dar sentido a alguma coisa.

A terapia é realizada ao ritmo médio de uma sessão semanal, em certa cumplicidade afetiva. Jung sempre foi muito próximo de seus clientes, até demais.

A jovem anoréxica, mencionada anteriormente no caso do psicodrama de Moreno, havia também recorrido à psicologia analítica, da qual guardara uma lembrança bastante agradável. Sem dúvida ela gostou que seu sofrimento fizesse parte de um céu de determinações comuns à humanidade. Não era mais a única e seu sentimento de abandono encontrou o meio de se metamorfosear em tal contexto teosófico. As coisas iam muito bem até o dia em que o terapeuta quis lhe explicar seu *animus*. Em uma palavra, ele lhe disse o que ela não podia ouvir: que havia nela uma parte de reivindicação masculina. Ela reagiu com uma transferência negativa que o terapeuta não suportou, persistindo com explicações gerais que não podiam servir à cliente: não era justamente essa a sua demanda, ela queria que ele desse um jeito nela.

Ela me fez esse relato logo depois de ter exposto o fantasma segundo o qual, a partir do nome do irmão, semelhante ao do pai, havia concluído não ser filha de sua mãe, já que não tinham o mesmo nome. Essa história de nomes similares e diferentes referia-se a uma distinção sexual: o pai e o filho eram providos do mesmo apêndice

10 Jung, C. G. (1980). *Psychologie du transfert*. Paris: Albin Michel.

peniano, enquanto ela vivia a ausência de tal apêndice no corpo como a marca de seu infortúnio aos olhos de sua mãe: esta não lhe dera de presente esse apêndice que supunha estar presente nela, ainda que escondido.

Espontaneamente, na vida cotidiana, classificava as meninas como providas, não providas. A anorexia e a tricotilomania apareceram na puberdade para lhe permitir se identificar com um menino enquanto obtinha uma nova posição na família, facilitada pela culpabilidade da mãe. Quanto à automutilação, datava de seus dois anos: ela se punia desde essa desgraça que a atingira de repente.

Minha única intervenção nesse tratamento foi justamente não dizer nada, nada interpretar, mas deixar vir tranquilamente uma transferência negativa bastante forte, endereçada, claro, a todos os portadores do apêndice peniano, seu pai em primeiro lugar, que permitira sua mãe lhe dar esse golpe sujo, privando-a dele.

A Daseinsanalyse

Diferentemente de Jung, Ludwig Binswanger, o fundador desta terapia, nunca se separou de fato de Freud – mantiveram sempre relações muito amistosas –, mas também nunca foi realmente próximo dele. Binswanger era obcecado pela questão do sentido, que teve precedência sobre todo o resto.

Nascido em 1881, cinco anos mais jovem que Jung e 25 anos mais jovem que Freud, Binswanger, psiquiatra de formação, instalado perto do lago de Constança, em Kreuzlingen, no legendário sanatório Bellevue fundado por seu avô, dirigido por seu pai, depois por ele e, enfim, pelo próprio filho. De imediato receptivo a uma corrente de pensamento radicalmente distinta tanto da teosofia junguiana como do naturalismo freudiano, Binswanger foi influenciado, acima de tudo, pela fenomenologia nascente, quer sejam as obras de Husserl ou as de Heidegger, cujas publicações começam, respectivamente, já em 1900 e 1927.

A tese central de Binswanger é que as grandes manifestações patológicas, como a mania, a melancolia, a esquizofrenia etc., remetem a modos de relação com o mundo que assinalam uma dificuldade em ser si-mesmo. Se somos chamados a existir, para retomar a palavra de Heidegger, não é menos verdade que existir continua sendo, para cada um de nós, uma provação atemorizante, da qual nos desviamos mais facilmente do que queremos admitir.

De certa maneira, a Daseinsanalyse é um acompanhamento privilegiado que visa a restaurar tanto uma relação com o mundo aberta para os outros como uma compreensão de si.[11]

Lembremos de alguns traços do pensamento de Husserl bem como do de Heidegger, sublinhando que esta terapia almejada por Binswanger tem ressonância entre os psiquiatras que se ocupam de pacientes psicóticos e que trabalham em serviços hospitalares. Esse é um lembrete ainda mais importante pelo fato de esta corrente de pensamento, à qual podemos adicionar Karl Jaspers na Alemanha e Eugène Minkowski na França, mesmo que excessivamente minoritária, ser representativa dessa obsessão pelo sentido que define a metafísica e que caracteriza, como vimos, todo o campo das psicoterapias. E com Binswanger, esta questão é *a* questão.

- Husserl

Sua tese primeira, retomada da tradição hermenêutica, afirma que os "processos psíquicos" seriam diretamente acessíveis a um "olhar interior", desde que purificado, "processo" cuja realidade de estados entrelaçados seria radicalmente distinta da realidade do mundo. Se posso distinguir aqui uma cadeira, ali uma escrivaninha,

11 Binswanger, L. (1971). *Introduction à l'analyse existentielle*. Paris: Minuit.

na minha mão uma caneta-tinteiro, diante de mim uma janela, ao longe a cobertura de álamos etc., constato que a esfera de meu pensamento é a cada instante atravessada por entrelaçamentos de impressões, reflexões, emoções, pensamentos múltiplos que constituem uma unidade, a da experiência do vivido.

Essa tese funda uma metodologia específica baseada na compreensão da experiência vivida, o *Erlebnis*. Escreve Husserl:

> *A vida ativa continua sempre a fluir, ela não é somente, ela é vivida, e uma atenção, um pensamento, uma avaliação etc. pode a cada vez dirigir-se a ela. A diferença fundamental entre o conhecimento psicológico e o conhecimento da natureza é que a vida da alma não é dada de maneira meramente exterior e como exterioridade, mas em seu encadeamento, dado pelo conhecimento de si, pela experiência interior; e a particularidade fundamental das ciências do espírito em relação às ciências da natureza encontra também aqui seu fundamento.*[12]

"Explicamos a natureza, compreendemos o espírito", tal foi a palavra de Dilthey. Explicar, *erklären*, é subsumir fenômenos sob uma lei; compreender, *verstehen*, é atribuir a uma particularidade percebida por introspecção, um sentido que seria comum a todos.

A preocupação de Husserl é demonstrar o caráter não psicológico da constituição do ato do pensamento: quando pensamos, sublinha ele, as vivências do pensamento ocorrem em nós sem que as vejamos. Ele está convencido de que haveria, para além das impressões

12 Husserl, E. (2001). *Psychologie phénoménologique* [1925] (p. 16). Paris: Vrin.

sensíveis, um mundo das essências que daria sentido aos atos do pensamento.

Para aceder a esse mundo, Husserl inventa esta metodologia que permitiria elucidar a condição de possibilidade do fenômeno.

Com efeito, o que permite a esta caneta-tinteiro que eu manuseio aparecer, se dar a mim? Esta caneta-tinteiro pode se dar a mim já na percepção, assim como pode aparecer-me em imaginação quando fecho os olhos ou em conceito quando a nomeio. Mas, seja qual for a modalidade, a caneta me aparece apenas se uma constituição de sentido faz a sua síntese.

Claro, essa constituição do sentido permanece em Husserl uma operação misteriosa fundada numa duplicação mental da linguagem em que estaria em depósito um sentido puro universal que convém às coisas do mundo para toda a eternidade.

Essa preocupação com o sentido situa certamente a *démarche* de Husserl na direção oposta à de Freud, contra a qual, sem nomeá-la, nunca deixou de combater.

> *Criticamos essa psicologia, escreve Husserl, por ser francamente cega para a essência específica da vida psíquica, cega para as formas essenciais da espiritualidade no que ela tem de específico como configuração espiritual cuja atividade é intencional, mas também como subjetividade que constitui a comunidade espiritual.*[13]

- Heidegger

Sua tese primeira é que o homem seria capturado pelo apelo do ser. O que isso quer dizer? Digamos que, se a consciência é sempre consciência de alguma coisa, podemos então afirmar que a

---

13 *Ibid.*, p. 13-14.

consciência é capturada no outro dela mesma: ela nunca é o que é e é sempre o que não é. Como resultado, ela revela o homem como sempre adiante de si, esperando o que viria a defini-lo, a ponto de o modo de antecipação ser seu modo de ser e o constituiria como uma espera pelo sentido capaz de dizer o que ele é. Portanto, o apelo do Ser não é outra coisa que a expectativa do sentido: o ser seria este poder misterioso que nos garantiria o sentido.[14]

Essa busca do si-mesmo alimentada pelo próprio ser é a preocupação do homem: "É o próprio ser que lança o homem, que força o homem a caminhar para além de si mesmo".[15]

Nessa busca da palavra que o definiria, que lhe garantiria uma identidade estável, o homem experimenta a angústia suscitada pelo nada com o qual é confrontado. O que angustia o homem é a ausência do sentido que lhe diria o que ele é e o que ele deve fazer.

A angústia marcaria, assim, nossa relação irredutível com o ser, com esse poder misterioso suscetível de nos proporcionar o sentido. O ser seria, portanto, essa presença invisível que tornaria presentes as coisas no mundo, ele seria esta duplicação da linguagem suscetível de dizer as coisas do mundo: uma mesa aqui, uma cadeira ali, mais à frente um vaso. As coisas do mundo necessitam que uma potência secreta lhes assegure seu apoio para que possam aparecer.

Que o leitor perceba bem o que Heidegger exprime aqui. Quando digo: uma tábua aqui, uma cadeira ali, mais adiante um vaso, eu sei que esses objetos me aparecem assim porque, na comunidade linguística à qual pertenço, se convencionou nomear assim esses objetos. É a palavra "mesa" que faz aparecer a mesa sobre a qual escrevo. Mas essa palavra não faz mais do que indicar o objeto, não esgota sua definição. Quando lhe disser que escrevo sobre uma mesa, você

14 Heidegger, M. (1967). *Sein un Zeit* [1927] (§ 69). Tübingen: Niemeyer.
15 Heidegger, M. (1967). *Introduction à la métaphysique* (p. 169). Paris: Gallimard.

não vai saber sua forma, matéria, cor etc. Precisaria aventurar-me numa descrição que, por maior que fosse, seria sempre insuficiente para lhe dizer o que é o ser dessa mesa.

Daí o "fantasma" de Heidegger em imaginar para além da língua uma espécie de língua primeira, de *Ursprache*, como ele diz, que diria o ser das coisas, língua que os poetas falariam e que ele chama o ser, ser que seria de alguma forma o lugar onde o sentido estaria em depósito.

Se eu dispusesse do sentido dessa mesa da qual lhe falo há algum tempo, então eu poderia me dispensar de sua descrição detalhada para você. Da mesma maneira, se dispusesse do sentido que conviria à minha pessoa, então estaria sossegado sobre quem eu sou e saberia o que fazer para melhor realizar meu desejo.

O "fantasma" de Heidegger, o leitor compreende agora, é o "fantasma" de todo mundo. Todos nós gostaríamos de saber quem de fato somos, o que nos conviria melhor, mas todos nós sabemos mais ou menos que isso não é possível, que as palavras não fazem mais do que indicar as coisas, mas não dizem o ser das coisas. Eventualmente "Pierre Marie" designa minha pessoa, há outros Pierre Marie na terra, mas essa expressão não me diz mais nada sobre quem sou e o que me convém. Eu poderia enumerar a lista dos atributos que me dizem respeito e que eu conheço, mas isso não chegaria ainda a dizer o que seria meu ser.

Esse "fantasma" de Heidegger é justamente o que entra em ação em toda demanda de psicoterapia: que o terapeuta venha a dizer o sentido do qual o paciente se sente privado.

Entretanto, Heidegger não detém a solução das psicoterapias e, recuperando o heroísmo grego, nos convida a nos libertar dessa demanda de sentido superando nossa angústia, de maneira a nos confrontar com a nossa liberdade e o nosso destino: então descobriremos que o ser é tempo. O sentido do que eu sou e do que me convém me será dado *a posteriori*, na experiência temporal da minha existência.

Eu não sei se essa solução é possível fora do quadro mítico dos heróis gregos, mas ela não deixa de estar ligada à da psicanálise, não fosse o fato de que esta não exige do analisando nenhuma temeridade extravagante, mesmo que uma psicanálise nem sempre seja uma tarefa fácil.

Duas novas terapias: David Servan-Schreiber e Mihaly Csikszentmihalyi

Não faz muito tempo, durante um congresso em que eu ironizava a criatividade ilimitada dos inventores de psicoterapias, uma voz na sala me perguntou bruscamente se o contingente disponível – estávamos em 2000 – não era suficiente. Respondi de imediato que a questão não estava no objeto da crença, mas na própria crença, que, devorando sem dificuldade seu objeto, exigia novos objetos. As psicoterapias, como as seitas religiosas, têm uma necessidade interminável de responder ao apetite da crença. Haverá constantemente, acrescentei ao meu interlocutor, novas psicoterapias, como haverá novas seitas, ainda que apenas os nomes sejam mudados para revestir conteúdos já conhecidos.

Que não o tivesse dito! Os anos 2003-2004 iriam responder à minha afirmação além dessas predições. Só se falava de desenvolvimento pessoal e em novas psicoterapias que pretendiam garantir a "felicidade" para todos.

Curar

Em fevereiro de 2003, surgia assim uma obra cujo sucesso pareceria imprevisível.[1] Dada a ingenuidade da proposta, eu, ao contrário, apostaria nela. Quanto mais simples a fórmula, mais garantida é a audiência.

Apoiando-se mais ou menos nos trabalhos ambíguos de António Damascio, que, referindo-se a Spinoza, privilegia (como o fez, há pouco, Michel Henry) a esfera do experienciado em detrimento da linguagem, David Servan-Schreiber, que parece não conhecer toda a história das ideias sobre esta questão, se lança sem hesitar e nos propõe um certo número de técnicas que teriam o poder de agir diretamente sobre a causa de nossas emoções (estresse, ansiedade, depressão) sem passar pela linguagem. A intenção é louvável. Mas os métodos propostos são de causar espanto.

O primeiro deles é simpático e refere-se a uma técnica tão antiga quanto o mundo, ou ao menos conhecida desde os tempos imemoriais na Índia, certamente, mas também na tradição monacal cristã e sufista: aprenda a conservar um ritmo cardíaco moderado e você ficará mais confortável com seu corpo. Todos os que fizeram um pouco de preparação física dirão a mesma coisa.

O segundo já é mais extravagante. Baseia-se na apressada analogia entre o cérebro e a pele: uma ferida cutânea fecha-se espontaneamente desde que se tenha cuidado em protegê-la; similarmente, um trauma psíquico pode curar-se desde que o cérebro o absorva, cicatrize a lesão e o ajude em sua obra pelas estimulações provenientes dos movimentos oculares. Esta técnica, dita EMDR, estaria mesmo codificada.

---

1 Servan-Schreiber, D. (2003). *Guérir le stress, l'anxiété et la dépression sans médicaments ni psychanalyse*. Paris: Robert Laffont.

O terceiro, já utilizado pelas TCC, é o uso de lâmpadas que simulam o sol para corrigir sua relativa ausência durante os meses de inverno, quando, estatisticamente, estaríamos mais sensíveis à depressão.

O quarto é o recurso ao *qi gong* taoísta, já indicado por outras terapias. A acupuntura estava na moda naquele momento.

O quinto é a utilização na alimentação da gordura dos peixes. Por que não? Na minha infância, já me faziam engolir o óleo de fígado de bacalhau; sem saber, minha mãe era adepta de David Servan-Schreiber.

O sexto é o esporte: faça exercício físico e sua depressão vai desaparecer. Que pena não terem pensado nisso antes!

O sétimo é o amor. Carl Rogers, Binswanger e os outros devem estar satisfeitos; ganharam um discípulo. Se você é deprimido, tenha um gato e vai se sentir melhor. Mas a proposição de David Servan-Schreiben vai além, incorporando seu outro guia espiritual, Mihaly Csikszentmihalyi: só podemos ser felizes nos oferecendo aos outros. Um velho preceito que todas as religiões também veiculam.

Flow

Significando "escoamento", "fluxo", também nesta psicoterapia,[2] trata-se de reduzir todos os nossos desejos a necessidades materiais. O desejo singular é negado, um pouco à maneira de Epicuro: um pouco de pão e água é suficiente, e, nesse plano, um indivíduo do terceiro mundo não se encontra tão em desvantagem em relação a um habitante dos Estados Unidos.

2 Csikszentmihalyi, M. (2004). *Vivre. La psychologie du bonheur.* Paris: Robert Laffont.

A felicidade reside então no engajamento. Absorva-se numa tarefa a serviço de um ideal comunitário e será feliz simplesmente porque a partir desse momento sua vida vai ter um sentido.

Seja você operário, artista, soldado, o importante é transcender-se para o bem de todos e da criação divina. Como reconhece o próprio autor, Jung, Teilhard de Chardin e Sri Aurobindo são seus gurus.

Como o leitor pode ver, não há nada de novo sob o céu das psicoterapias. Acrescento apenas que as empresas acolheram com alegria essa "nova" terapia. Sem conhecer seu nome, outros já a haviam utilizado na primeira metade do século XX: você sabe, esses regimes totalitários que floresciam na direção do leste...

Que o leitor não se engane. Esse gênero de propósitos é antigo e sempre novo. Conhecemos o êxito da dianoética, essa psicoterapia proposta pela Igreja da cientologia que nos Estados Unidos conquistou um sucesso incontestável e chegou a se propagar por todos os continentes. Não lhe farei a injúria de lembrar a miscelânea sem limites das seitas religiosas que em todos os tempos povoaram o planeta.[3]

Que balanço fazer desta série de amostras apresentadas no campo das psicoterapias?

O primeiro ponto é a preocupação em fornecer um sentido. Em uma de suas obras, Binswanger, como lembrei há instantes, chegou mesmo a associar a preocupação com o sentido que define o homem e o amor ao próximo. Sentido para si mesmo e amor pelos outros seriam as duas faces da possibilidade mais peculiar do homem, a ponto de determinar ao terapeuta uma atitude "amorosa" com seu

3 A questão das seitas, em particular as que flertam com a morte, tornou-se uma das fortes razões que levaram à proposta de regulamentação das psicoterapias na França, que resultou, em 2004, na chamada emenda Accoyer [N.T.].

cliente. Mas, basicamente, preocupação com sentido e atitude amorosa aparecem em graus diversos em todas as psicoterapias.

O segundo ponto, comum a todas as psicoterapias e que não escapou ao leitor, é a autoridade demonstrada pelo psicoterapeuta para indicar as crenças e os comportamentos que convêm ao seu cliente adotar. Mas esse ponto não é senão o correlato do primeiro: se há um sentido, é porque há uma ordem à qual é importante aderir.

O terceiro ponto é a atenção aos gestos e às posturas, aos sentimentos e às emoções, como se pudéssemos ler as atitudes corporais como podemos ler a palavra "sol" escrita numa folha de papel, e como se pudéssemos adivinhar a sensação efetivamente experimentada para além da palavra que a indica no discurso. Há aqui uma confusão entre linguagem efetiva, feita apenas de palavras, e o que chamamos, por abuso de linguagem, a linguagem do corpo, assim como há confusão entre a palavra e a coisa: a palavra não diz a coisa, ela simplesmente a indica.

As psicoterapias, portanto, respondem não apenas à demanda de sentido, que está no âmago da *démarche* dos que se aproximam delas, elas respondem a essa demanda quanto mais convencidas estiverem de dispor desse sentido – convicção que legitimam ao apresentar o fundamento religioso, teosófico ou metafísico ao qual aderem –, mas o saber delas vai além da simples compreensão do que lhes é dito com palavras, elas leem os gestos dos corpos e adivinham a realidade dos sentimentos.

O leitor vai admitir minha necessidade de esclarecer esses três pontos. A que se refere esse sentido do qual queremos dispor? Há um soberano que realmente conviria a todos e que deveríamos adotar para aceder à felicidade? Podemos ler os gestos dos corpos e podemos ler dentro dos corações? Essas três interrogações se referem a uma mesma questão fundamental: o que é a linguagem?

Parte II. A linguagem

É, portanto, urgente tentar entender agora o que chamamos de linguagem e, sobretudo, não deixar seu monopólio para os linguistas e para os filósofos.

A primeira coisa a constatar é que falamos todo o tempo: somos máquinas a produzir enunciados continuamente; mesmo quando sozinhos, falamos em nosso foro íntimo ou à meia-voz, inclusive quando dormimos: nós sonhamos, o que é ainda uma maneira de falar.

O primeiro a tê-lo sublinhado, Descartes, não lhe deu a devida importância.

Produzimos enunciados sem cessar, e com frequência vários ao mesmo tempo: escrevo-lhe estas frases e penso na minha namorada que me espera no jardim e, ao mesmo tempo, no jantar, pois começo a ter fome, tudo isso enquanto observo pela janela a cerca viva de álamos. Meus pensamentos são apenas palavras que me vêm porque elas me vêm e minhas impressões chegam a mim por meio das palavras que as constituem como percepções: vejo a cerca viva de álamos graças às palavras "cerca viva", "álamo".

Até onde você puder rastrear seus pensamentos, você encontrará apenas palavras e ainda palavras, quer as denomine ideias, conceitos ou intuições, e até onde você puder desmontar suas impressões, encontrará apenas palavras, quer as denomine emoções, sensações ou sentimentos.

Mas, se prestar atenção, vai descobrir que todos esses enunciados que você produz continuamente, você os produz para alguém, são endereçados a alguém: jamais falamos realmente a nós mesmos, falamos sempre a alguém, ainda que na verdade este alguém não esteja definido.

Essas frases que alinho, eu as alinho para você, mesmo que não o conheça. Quando penso em minha namorada que está no jardim e quando penso no jantar, eu me endereço à minha namorada e aos meus convidados, e até mesmo à minha mãe, que realmente não gosta de minha namorada nem admite que, na minha idade, eu continue tão festeiro, ainda que minha namorada, meus convidados e minha mãe não me ouçam.

Da mesma maneira, quando você sonha, há sempre um terceiro em seus sonhos a quem você os endereça.

Não podemos nos impedir de falar continuamente a um outro, como se esperássemos desse outro a validação do que dizemos, como se não estivéssemos seguros do que dizemos.

Nunca será demais repetir que a criança chega em um mundo de linguagem que lhe vem primeiro dos que respondem ao seu grito quando acionado o fluxo aéreo respiratório, e depois de todos os que se ocupam dela, mas, mundo de linguagem do qual a criança não percebe mais que a materialidade sonora que repete e com a qual brinca, antes mesmo de dispor da significação de seus elementos, que só lhe advirá mais tarde e está ligada ao seu emprego por seu círculo social.

A significação das palavras, isto é, sua referência, as coisas que elas indicam, é dada aos poucos à criança pelos outros. Dela não dispõe no início. Ela não dispõe do sentido das palavras, isto é, dos sentidos dos sons que ouve, de maneira que imagina, como nós continuamos a imaginar, que o sentido está em depósito em outro lugar, nos outros.

Quando a criança grita ao nascer, esse grito é um simples reflexo fisiológico, mas para a mãe significa: ela grita, ela vive, ela pede, e a toma em seus braços e se apressa em apertá-la contra o peito, a tal ponto que, muito rapidamente para a criança, o grito vai significar: mãe, me pega no colo! O sentido dos sons, das futuras palavras vem do outro.

É esta distinção entre som e uso que induz à convicção de que haveria uma distinção entre palavra e sentido, ou seja, de que haveria, para além do uso de uma palavra, um excesso de sentido em depósito no outro.

Mas uma coisa é essa convicção, outra, a realidade da linguagem que se resume na capacidade atribuída por uma comunidade linguística às palavras para indicar coisas.

Assim, em minha comunidade linguística, quando o sol brilha e não há nuvens, convencionou-se dizer que o céu está "azul". É a palavra "azul" que me permite ver o azul do céu e nomeá-lo. O sentido da expressão: "o céu está azul" esgota-se nessa indicação e não supõe nada mais que estaria escondido ou misterioso ou poético.

Quando o poeta escreve: "O céu está azul, em cima do telhado. Tão azul, tão calmo!", posso certamente imaginar o que eu quiser, isto é, associar outras palavras a seu verso, mas o poeta não disse nada além de que o céu está azul e calmo.

Devemos distinguir a palavra que é dita ou escrita, e que remete apenas a uma coisa segundo o uso de nossa comunidade linguística, das palavras que associamos a ela quando a ouvimos ou lemos, e que, por sua vez, remetem a outras palavras e a outras coisas segundo o uso de nossa comunidade linguística.

Reconheço que esse verso de Verlaine me leva inevitavelmente ao céu da Provença, onde, criança, eu passava as férias na casa de minha avó. Mas Verlaine não disse isso, ele disse que o céu está azul.

Nada há, portanto, para além das palavras senão outras palavras ou as coisas indicadas por elas. Não há duplicação [*doublure*] mental da linguagem. Mesmo que estejamos convencidos do contrário.

É justamente nessa convicção que se baseia toda a tradição filosófica e linguística. Daí a minha fórmula: não deixemos a linguagem para os filósofos e para os linguistas.

Não é porque a palavra "sentido" nos leva a imaginar outra coisa além da simples indicação das coisas que exista, realmente, outra coisa. "Uma das grandes fontes do desregramento filosófico, escreve Wittgenstein, é que um substantivo nos leva a buscar uma coisa que lhe corresponda."[1]

Conhecemos muitas palavras como Deus, o Ser, a Natureza, o infinito, o pensamento, a quimera etc., que empregamos sem saber verdadeiramente a que se referem.

A palavra "sentido" é uma dessas palavras, desde que lhe conferimos a atribuição de remeter a outra coisa além da indicação de uma coisa precisa.

Desde Platão, pelo menos, e seu diálogo intitulado *Crátilo*, os filósofos e os linguistas nos asseguram que teríamos na cabeça um pensamento fora da linguagem, um pensamento que seria constituído

1 Wittgenstein, L. (1996). *Le Cahier bleu* (p. 35). Paris: Gallimard.

só de "ideias" ou do sentido das coisas. Esta crença em um pensamento anterior à linguagem, e do qual esta seria apenas o instrumento de comunicação, é, sem dúvida, a nossa crença mais íntima.

Nesse diálogo, para reforçar nossa crença, Platão se apressa em ridicularizar os dois protagonistas de Sócrates: Crátilo e Hermógenes. As palavras, segundo Sócrates, não são nem cópias das coisas (tese de Crátilo) nem meios para indicá-las (tese de Hermógenes). Elas estão, sempre de acordo com Sócrates, a serviço de um pensamento constituído das "ideias" das coisas.

Para resumir, haveria, em algum lugar no céu, as "ideias" de todas as coisas passadas, presentes e futuras, essas "ideias" estariam em nosso cérebro desde antes de nosso nascimento e as coisas sobre a terra seriam as cópias dessas "ideias" celestes.

Se posso reconhecer a mesa que está aqui, é porque eu tenho a "ideia" desta mesa e porque esta mesa é a cópia desta "ideia": o carpinteiro, ao fabricá-la, pensou na "ideia" da mesa e a copiou como Deus, ao criar um álamo, pensou na "ideia" do álamo.

Esta fábula, que seguramente faz você sorrir, é encontrada em versões muito aproximadas ao longo da história, inclusive em nossos pensadores contemporâneos, dos filósofos Husserl e Heidegger ao linguista Chomsky.

Isso é tão desmesurado que podemos legitimamente nos perguntar se o céu das "ideias" não lhes caiu na cabeça.

Arriscando chocar o leitor, sublinho de passagem que foi alguém chamado Freud o primeiro a denunciar tal disparate.

Chamaremos triângulo do Crátilo esta concepção da linguagem:

- as "ideias" são os modelos das coisas e com elas têm uma relação de conveniência de modelo à cópia;

- as palavras representam as "ideias", mas designam imperfeitamente as coisas;

- o sentido das palavras não se esgota na designação das coisas, mas subsiste em depósito na "ideia".

Ideias

Palavras Coisas

Esse triângulo permanecerá como a concepção mais comum da linguagem até nossos dias. Assim o reencontramos, antes de Chomsky, em Saussure:

Significado

Significante Referente

Saussure afirma que haveria um pensamento que as palavras estariam encarregadas de exprimir,[2] e Chomsky, que haveria um espírito em que estariam depositadas as estruturas universais do pensamento[3] das quais derivam todas as línguas positivas.

Compreendemos o interesse dessa crença; ela legitima a esperança de aceder a um conhecimento verdadeiro: a ideia ou significado, sendo o modelo da coisa, tornaria possível um conhecimento perfeito da coisa e, portanto, tornaria possível o que os filósofos chamam uma ontologia, isto é, um discurso sobre o ser da coisa.

Essa suposição invade todas as esferas da experiência. Não somente buscamos atrás das palavras o sentido em excesso na designação, buscamos o sentido delas atrás de todas as atividades humanas. Conferimos ao poema, ao quadro, à melodia um sentido que estaria em excesso no poema lido, no quadro visto, na melodia ouvida. Mas

2 Saussure, F. (1972). *Cours de linguistique générale* (p. 155). Paris: Payot.

3 Chomsky, N. (1969). *Le Langage et la penseé*. Paris: Payot.

um poema, um quadro, uma melodia não têm outro sentido que não seja sua realidade de poema, de quadro ou de melodia.

Quanto às palavras, esquecemos facilmente que elas não fazem mais que designar coisas reais ou imaginárias segundo o uso de uma comunidade linguística: a mesa, a cadeira, a caneta para as primeiras; o unicórnio, o infinito, o círculo-quadrado para as segundas.

Originalmente, "significação" (*significatio*) é um termo que designa a ação de indicar, de assinalar.

Originalmente, "pensar" (*pensare*) é um termo técnico que indica o peso de uma mercadoria para avaliar seu equivalente em moeda. Depois passou a indicar o peso abstrato de uma coisa, isto é, a designação de seus atributos.

Originalmente, "sentido" (*sentire*) é um termo que indica uma sensação: haveria a palavra que designa a coisa e o afeto suscitado pela coisa. Foi essa dualidade que levou à crença de que haveria outra coisa além da palavra. Ora, não é a coisa que suscita o afeto, mas a palavra. Somos afetados pelas coisas proporcionalmente às palavras que as designam. Quando vejo o azul do céu, a impressão me afeta de forma proporcional às palavras "azul" e "céu". É justamente quando a palavra falta que experimentamos um afeto particular, que se chama angústia.

No começo, portanto, não há nada atrás das palavras além das coisas que elas estão encarregadas de indicar.

Essa busca de um sentido que ultrapassa a função de indicação das palavras é tão antiga quanto o homem e o forçou, desde o paleolítico, a inventar ritos religiosos ou funerários ou produzir obras de arte, por exemplo.

Desde sempre o homem se alimenta de sentido e se aliena nessa demanda, isto é, recorre a um Outro que disporia desse saber. Logo, podemos modificar o triângulo do *Crátilo* desta maneira:

Outro

Sujeito Objeto

O vínculo do sujeito com o objeto é organizado pela linguagem: você só pode distinguir um objeto se dispuser da palavra que o nomeia em sua comunidade linguística. Esse vínculo é, portanto, mediatizado por essa comunidade linguística cuja primeira representante foi a mãe, depois os membros da constelação familiar, comunidade que dispõe, assim, do sentido do objeto, isto é, que decide sobre a atribuição das palavras, a ponto de podermos recorrer apenas a ela e a seus representantes para saber se utilizamos as palavras com conhecimento de causa.

Ao olhar para um objeto, divirta-se em prestar atenção às associações que se impõem a você nesse momento e verá como é frequentemente se dirigir, ao mesmo tempo, a um Outro: pai, mãe, irmão mais velho, primo, avô, professor venerado etc.

Portanto, você nada compreenderá do projeto freudiano se não apreender a ruptura introduzida por Freud: o pensamento não é constituído de "ideias", mas de palavras, e de palavras que nos chegam dos outros.

Garanto imediatamente a você: desde Freud, toda a nata do pensamento, Frege,[4] Wittegenstein, Quine, Varela, Atlan etc., avalizou sua posição sem, na maior parte do tempo, reconhecer sua prioridade. Não podemos mais sustentar hoje, sem provocar risos, a tese de *Crátilo*, que é, como você deve ter compreendido, uma tese

4 Frege, G. (1994). Écrits posthumes (p. 145). Nîmes: Chambron. Este texto foi escrito provavelmente em torno de 1895, enquanto Freud foi conhecido apenas no decorrer dos anos 1950.

religiosa: foi o bom Deus que nos teria colocado as "ideias" na cabeça antes de nascermos, ideias nas quais se inspira quando cria as coisas do mundo.

Restam apenas as psicoterapias para sustentar tais bobagens. Pois, fazer acreditar que podemos adivinhar o sentido de um gesto, de uma postura, de um sentimento, de uma emoção é fazer acreditar que haveria um sentido fora da função de indicação da linguagem.[5]

Assim, a distinção feita por Freud entre conteúdo manifesto e conteúdo latente de um sonho não é de natureza, mas de grau de disponibilidade: há palavras que estão indisponíveis pelo único motivo de estarem ligadas a "cargas energéticas" que inibem sua articulação.

Quando você tropeça numa palavra, que está na ponta da língua, mas não quer sair, nenhum sentido misterioso está a lhe escapar, mas é a própria palavra que é capturada porque interfere em alguma significação inconfessável, como ilustra a seguinte vinheta clínica. Foi convencionado em nossa comunidade linguística que o som "voi"[6] designa:

- o caminho: a via [*voie*] ou a rua que passa diante da casa e, por abstração, a direção moral ou o projeto;
- o fluxo sonoro emitido pelas cordas vocais, a voz [*voix*], e, por abstração, a palavra, o conselho, a opinião;
- as formas verbais do verbo *voir* [ver]: *je vois, tu vois, il voit* etc.;
- o latido do cachorro.

---

5 "A língua, escreve Benveniste, caracteriza-se menos pelo que exprime do que pelo que distingue." ((1996). *Problèmes de linguistique générale* (vol. I, p. 23). Paris: Gallimard).

6 Significante sem significação, com o som de *vwa* em francês. [N.T.]

Ele pode também designar alguma coisa de muito singular para um "sujeito". Assim, para uma analisanda, esse som remetia ao pênis de seu irmão mais velho, que o mostrava a ela quando ela era bebê, acompanhando seu gesto com o imperativo: "*Vois*! [veja]", de modo que esse som, desde que tivesse de pronunciá-lo ou ouvi-lo, suscitava imediatamente uma curiosidade erótica aliada a uma violenta inibição.

Releia *A interpretação dos sonhos*, *A psicopatologia da vida cotidiana*, *O* Witz *e suas relações com o inconsciente* e você vai concordar que o pensamento, para Freud, é apenas uma articulação de palavras conforme relações "energéticas".

Desde 5 de outubro de 1895, ele garante que o pensamento é constituído apenas de imagens auditivas e verbais motoras:[7] o pensamento iguala-se aos signos da linguagem.[8]

Freud destrói, assim [*met ainsi en abîme*], o velho sonho da metafísica, que desde o *Crátilo* nos assegura haver um pensamento anterior, constituído das "ideias" que as palavras teriam a incumbência de comunicar.

O pensamento é feito de palavras cuja significação se impõe à criança segundo uma dupla polaridade:

- a polaridade das palavras vindas do círculo familiar da criança que têm uma coloração afetiva e vão constituir a trama de seus fantasmas: "Os fantasmas se produzem por uma combinação inconsciente de coisas vividas e de coisas ouvidas",[9] escreve Freud em 25 de maio de 1897;

---

7 Freud, S. Esquisse. In *Gesammelte Werke, XIX*, p. 456.

8 *Ibid.*, pp. 457 e 464.

9 Freud, S. (1956). Manuscrit M. In. *[N.T.]issance de la psychanalyse* (p. 180). Paris: PUF.

- a polaridade das palavras cuja significação é prescrita pelos usos da comunidade linguística da criança que se amplia gradualmente (uso familiar, regional, nacional).

O sentido, isto é, a coisa designada por uma palavra, é dada pelos diversos Outros da história de cada um além do uso da comunidade linguística à qual pertence. A linguagem já é sempre linguagem do outro.

Se, quando falo, as palavras que pronuncio indicam coisas do mundo, é que elas trazem nelas essa intenção que me vem do uso de minha comunidade linguística ou de meu primeiro círculo social.

Essa intenção de designação ou intencionalidade, referenciada no discurso de meu primeiro círculo social ou de minha comunidade linguística, é o sentido. Não há nada além das palavras e a linguagem é feita apenas de palavras. Em suma, as palavras se referem apenas a coisas ou, por associações, a outras palavras que, por sua vez, remetem a coisas ou, por associações, a outras palavras, e assim por diante.

Parte III. A psicanálise

Vou agora abordar a especificidade da psicanálise, especificidade cuja importância deve ser lembrada como se o retorno a Freud tivesse de ser feito repetidas vezes para apreender uma ruptura que é absolutamente extraordinária na história do pensamento.

Essa ruptura é atual pelo menos por dois motivos. O primeiro, no qual não vou aqui me deter, é a do estatuto da cientificidade. Voltarei a ele em outro trabalho.[1] Ainda confundimos com muita frequência ciência e modelo galileano da ciência. Mas esse modelo galileano fracassou no decorrer do século XX e revelou seu pano de fundo metafísico, até mesmo religioso.

O segundo, correlato do primeiro, é o da laicidade ou de uma democracia na qual o laço simbólico prevaleceria sobre o laço imaginário da comunidade religiosa.

Freud inscreveu-se por inteiro na revolução científica operada no começo do século XX (bem como na sua relação com a questão do sentido) e também em um agnosticismo radical, sem dúvida,

1 Marie, P. (2011). *La croyance, le désir et l'action*. Paris: PUF.

ligado à evolução da comunidade judaica que se engajou, desde Baruch Spinoza (1632-1677) e Moses Mendelssohn (1729-1786), na erradicação do religioso, condição final, segundo ela acreditava, para uma integração com as outras comunidades, desde que estas fizessem o mesmo, o que não foi o caso, como a história revelou no horror.

Freud já havia enfatizado ao pastor Pfister: "Como se explica que entre as pessoas devotas ninguém tenha descoberto a psicanálise? Por que precisaram esperar a vinda de um judeu totalmente arreligioso?" (Carta de 9 de outubro de 1918).

Entretanto, Freud não tinha qualquer ilusão sobre a capacidade dos homens de se libertar do religioso, como mostra seu texto *O futuro de uma ilusão*: a religião, proporcionalmente à demanda de sentido dos homens, tem dias ensolarados pela frente.

A psicanálise, portanto, só foi pensável e possível porque a ciência estava a se desprender do modelo galileano e porque se supunha ser possível uma emancipação do religioso, religioso aqui tanto como religião constituída quanto ideologia política totalitária. Freud foi sempre muito reservado a respeito do regime nazista e do regime bolchevique, os quais, para ele, não passavam de formas de religião. Teve a mesma reserva a respeito da ideologia norte-americana, o *american way of life*, que, de certa maneira, deseja impor certa norma de conduta aos norte-americanos e, nos últimos cem anos, ao planeta inteiro.

O leitor já pode apreciar o que separa radicalmente psicanálise e psicoterapias. Não foi um acaso a proibição da psicanálise na Alemanha nazista e na Rússia bolchevique, sua aceitação com reserva pelas Igrejas cristãs (foi necessário que padres fizessem adaptações) e, nos Estados Unidos, somente depois de sua transformação em "psicologia do ego", isto é, em uma nova psicoterapia. Jung não teve nenhuma dificuldade com o regime nazista, bem ao contrário, e a

Rússia bolchevique e os Estados Unidos aceitaram sem restrições as terapias comportamentais.

É importante lembrar tudo isso. É esclarecedor.

Mas, ao mesmo tempo, está na ordem das coisas que atualmente muitos psicanalistas fiquem tentados a ceder em certos princípios e fazer psicoterapia.

Há psicanalistas que fazem psicodrama ou que usam outras técnicas do mesmo gênero. Há psicanalistas cujas práticas estão apoiadas em fundamentos religiosos ou metafísicos, como exemplificado pelas antropologias, de resto simpáticas, de Marie Balmary ou de Denis Vasse. Há psicanalistas que sonham ser reconhecidos e vão até à Avenida de Ségur[2] obter a bênção do ministro, como ontem se ia a Canossa obter a do papa.[3] Tais desvios sempre existiram e sempre existirão. Não há porque nos ofendermos com isso. Depois da psicanálise em risco com a biologia (Marie Bonaparte) ou com o evangelho (Françoise Dolto), podemos imaginar a psicanálise em risco com o Corão ou os Vedas.

A paixão pelo sentido é ilimitada e sabemos que depois de ultrapassar o limiar (do simbólico), não há mais limites para o imaginário.

O agnosticismo de Freud, bem ao contrário, é ao mesmo tempo uma posição epistemológica – ele sempre se recusou a ter qualquer concepção do homem e do mundo, assim como sempre se absteve de qualquer pressuposto metafísico – e uma posição técnica – esta

---

2 A Avenida de Ségur é a sede do Ministério da Saúde francês.

3 O rei Henrique IV, do Sacro Império Romano-Germânico, excomungado depois das Querelas das Investiduras (1075-1122), dirigiu-se ao castelo de Canossa, em 1077, onde o papa o fez esperar três dias, humilhação que, em troca, lhe valeu a absolvição. [N.T.]

neutralidade que o psicanalista deve assumir e que o obriga a se proteger de todo julgamento de valores.

"A psicanálise", escreve ele, "jamais teve a pretensão de fornecer uma teoria completa da vida psíquica do homem em geral."[4]

Para ficar apenas num exemplo, o inconsciente* foi para ele apenas o nome de uma hipótese que designa a causa suposta dos sintomas. Freud nunca buscou definir o inconsciente, simplesmente porque seu conhecimento está fora de nossos meios intelectuais. O inconsciente é incognoscível. Se o inconsciente, diz ele:

> *é o próprio psiquismo e sua essencial realidade, sua natureza íntima nos é tão desconhecida quanto a realidade do mundo exterior, e a consciência nos informa sobre ele de uma maneira tão incompleta quanto nossos órgãos dos sentidos sobre o mundo exterior.*[5]

Contrariamente a uma opinião difundida, Freud forja apenas hipóteses e nunca esboça a menor teoria dogmática. O que vale para o inconsciente vale para a pulsão, um mito, como ele diz, e para todos os outros conceitos.

É justamente porque o inconsciente é incognoscível, prossegue ele, que a "questão relativa à sua natureza não é mais judiciosa nem rica de perspectivas do que a relativa à natureza do consciente".[6]

A questão de Freud, portanto, jamais foi colocar "a nu a natureza, a essência do espírito", contrariamente à afirmação um pouco apressada de Wittgenstein,[7] ou estabelecer "uma conexão causal

---

4 Freud, S. Contribution à l'histoire du mouvement psychanalytique. In *Gesammelte Werke* (em seguida, *GW*), *X*, p. 93.

5 Freud. S. L'Interprétation des rêves. In *GW, II/III*, p. 618.

6 Freud, S. Ma vie et la psychanalyse. In *GW, XIV*, p. 71.

7 Wittgenstein, L. (1992). *Leçons et conversations* (p. 93). Paris: Gallimard.

sem lacunas", contrariamente à afirmação igualmente apressada de Heidegger.[8]

Muito pelo contrário, Freud esteve sempre pronto:

> *a tudo sacrificar para alcançar um fragmento de certeza objetiva: o brilho ofuscante de uma teoria sem falha, a consciência exaltante de possuir uma concepção do mundo bem-acabada, o apaziguamento que trazem à alma grandes motivações para uma ação apropriada e ética.*[9]

Reencontramos esse agnosticismo, ou esta neutralidade epistemológica, no plano da técnica, constituindo mesmo sua condição de possibilidade. O psicanalista não é mais um adivinho como um guru que impõe suas crenças e comportamentos. "O método psicanalítico", escreve sempre Freud, "distingue-se de todos os procedimentos de sugestão, persuasão e outros pelo fato de não querer reprimir no paciente nenhum fenômeno psíquico pela via da autoridade".[10]

É verdade que muitos psicanalistas não conseguem se impedir de ter uma representação do inconsciente e de fazer interpretações que são da ordem da adivinhação. É mesmo esta inclinação que conduz os psicoterapeutas e o público a considerar que a psicanálise é, no fundo, apenas uma psicoterapia. Não faz muito tempo, foi publicado um trabalho com o objetivo declarado de fazer de conta que a psicanálise e a psicoterapia são a mesma coisa, e os responsáveis

8 Heidegger, M. (1987). *Zollikoner Seminare* (p. 260). Frankfurt: Klostermann.

9 Freud, S. Psychanalyse et télépathie. In *GW, XVII*, p. 29.

10 Freud, S. Psychanalyse et. [N.T.]éorie de la libido. In *GW, XIII*, p. 226.

por esse livro coletivo certamente encontraram psicanalistas dispostos a se render a essa colusão.[11]

Contudo, o fato de muitos psicanalistas terem necessidade de um pano de fundo religioso ou metafísico não quer dizer que essas necessidades sejam legitimadas pela psicanálise, que supõe um naturalismo agnóstico.

Esse naturalismo, que não é um positivismo, pois isto seria ainda estar do lado do religioso, significa que todos os eventos que ocorrem são igualmente passíveis de serem levados em conta sem distinguir entre os chamados eventos comuns e outros que seriam extraordinários, miraculosos ou paranormais e sem questionar mais sobre sua realidade.

Freud se interessa tanto pelo sonho como pela telepatia, pela conversão histérica como pelo mito, pela organização política como pela produção literária etc.

Todas as manifestações que possam surgir no tratamento são igualmente levadas em conta, que o analisando fale de sonho, de sintoma, de emoção, de sentimento, de engajamento político, de crença religiosa, de superstição, de milagre etc. Freud escuta o que é dito, digam o que disserem.

Sua genialidade foi encontrar um método que lhe permitiu, descartando qualquer definição do inconsciente, "identificar o grupo de fenômenos cuja observação [fez] postular a existência deste inconsciente".[12]

Esse método consistiu desde o início em captar a única realidade efetiva que lhe era acessível: as palavras dos pacientes, como

---

11 Elkaïm, M. (2003). À quel psy se vouer? Paris: Seuil.

12 Freud, S. Résistances à la psychanalyse. In *GW*, *XIV*, p. 104.

aparecem no discurso deles. Não que os afetos não existam, mas eles não são observáveis.

Trata-se de ouvir apenas o que aparece: as palavras, mais precisamente os sons. Um [g] pronunciado como [j] é suficiente para atrair a atenção[13] de Freud, e é exatamente porque toma como único dado o enunciado do analisando que ele pode "deixar-se surpreender por qualquer fato inesperado."[14]

Não podemos separar um sonho, uma recordação, uma impressão, um sentimento das palavras que os exprimem. Pois um sonho, uma recordação, uma impressão, um sentimento são apenas o relato de um sonho, de uma recordação, de uma impressão, de um sentimento. Eu não posso descolar o sonho dessa noite do relato que dele me veio esta manhã.

Se Freud não foi o inventor da reviravolta linguística, terá sido nela um ator essencial.[15]

Nas páginas a seguir, portanto, proponho lembrar primeiro, de maneira sucinta, as grandes linhas da descoberta da psicanálise, para, em seguida, me dedicar a especificar o quadro do método tanto do lado do analisando como do lado do analista.

---

13 Freud, S. Constructions dans l'analyse. In *GW, XVI*, p. 51.

14 Freud, S. Conseils aux médecins In *GW, VIII*, p. 380.

15 A reviravolta linguística está no cerne da agitação epistemológica do século XX; sua palavra de ordem, antimentalista e que recusa qualquer introspecção, poderia ser: "Podemos apreender as coisas do espírito apenas passando pela linguagem".

A especificidade da psicanálise

Quando se presta à prática da hipnose, depois de sua estadia com Charcot, Freud é ainda o adepto da teoria do paralelismo psicofísico, teoria próxima do atual cognitivismo computacional. É a atenção às demandas de seus pacientes, como se lhes desse crédito de que dispunham de um saber *insabido**,[1] que o leva a modificar os princípios de sua prática, assim como é a atenção a seu discurso que o leva a identificar os efeitos de uma causa inacessível fora do protocolo assim estabelecido.

É certo que, sem essa disposição, ele não teria dado crédito a certos fatos de sua prática e não teria tirado deles nenhuma hipótese que viesse a subverter as ideias das quais era adepto até então. "O

1 *Savoir insu* (v. Glossário), traduzido aqui por "saber insabido". Insabido, igualmente um neologismo formado pelo prefixo latino in-, com o significado de "privação, negação etc." (em francês, o sufixo in- indica "o contrário"), e o particípio do verbo saber, sabido (em francês, *su*). A palavra *insu* é, de toda maneira, dicionarizada: 1. sem que a coisa seja sabida por alguém; ou 2. sem ter consciência disso, inconscientemente. De fato, *savoir insu* como *savoir méconnu*, isto é, um saber que não é reconhecido ou estimado em seu justo valor. [N.T.]

método experimental, dizia Claude Bernard, não é primitivo e natural."[2]

Nas diversas áreas em que atuou, Freud já havia demonstrado surpreendente sagacidade, como testemunham seus trabalhos sobre a estrutura do neurônio, a afasia, a cocaína ou as diplegias cerebrais infantis. A cada vez soube encontrar um método para abordar seu objeto. Mas, com a hipótese do inconsciente, é uma nova região de realidade que, por suas questões, é aberta à investigação.

Se a experimentação é sempre o prolongamento da construção teórica por outros meios, Freud tinha, sem dúvida, outra ideia em mente, e foi essa ideia que lhe permitiu distinguir certos fatos: a hipótese é sempre primordial, mesmo que ela não seja formulada.

No começo, é no texto de Breuer que o termo "inconsciente" aparece nos *Estudos sobre a histeria*. Freud utiliza-o em 1896, mas apenas em 1899, em *A interpretação dos sonhos*, torna-se o nome de uma hipótese.

Por que Freud escolheu a palavra "inconsciente" para nomear sua hipótese, palavra que já tinha uma história e que acabara de ser popularizada por Hartmann? Desde Leibniz admitia-se que uma parte importante de nossos processos psíquicos era realizada sem nosso conhecimento. Mas a hipótese freudiana não está fundada nesse ponto: ela se refere à questão da subdeterminação das condutas, das percepções e das recordações. Nossas condutas não são determinadas unicamente por intenções conscientes, nossas percepções não são determinadas unicamente por impressões e nossas recordações não são decalques do passado. No verão de 1899, o fantasma é a questão de Freud.

---

2 Bernard, C. (1984). *Introduction à l'étude de la médecine expérimentale* (p. 59). Paris: Flammarion.

Essa hipótese decorre diretamente das condições do protocolo que ele estabelece a partir de 12 de maio de 1889, dia em que aceita o pedido de uma de suas pacientes, Emmy von N., para deixá-la falar livremente. Em seguida, ele modifica esse protocolo, mas sempre a partir da ideia de que seus pacientes dispõem de um saber insabido. Assim, no outono de 1892, confrontado com uma paciente refratária à hipnose, Elisabeth von R., Freud utiliza uma técnica dita de "concentração" para desencadear as associações. Enfim, em 1896, decide abandonar a hipnose e privilegiar o método da "análise psíquica", que se baseia na transferência.

A psicanálise nasceu de uma situação de "bricolagem" experimental, cuja inteligibilidade está diretamente ligada à invenção da hipótese do inconsciente na qual está incluída a hipótese igualmente heurística de libido psíquica, formulada desde o manuscrito E, em junho de 1894. Essa segunda hipótese também é importante.

Primeiro, ela elimina qualquer oposição epistêmica entre realidade psíquica e realidade física, sendo ambas constituídas, em última instância, pelos *quanta* "energéticos", chamados *quanta* de afeto.

Em seguida, ela vetoriza a realidade psíquica que assim fica submetida a uma pressão, a pulsão*.

Enfim, ela impede o menor disfarce intelectualista do pensamento freudiano: a pulsão é, ao mesmo tempo, afeto e representação.

Se essas duas hipóteses encontram sua legitimidade em manifestações que seriam seus efeitos – lapsos, atos falhos, sonhos, sintomas –, assim como em suas propriedades – deslocamento, condensação etc. –, elas não implicam qualquer compromisso com sua realidade. "Nada sabemos sobre a natureza do processo de excitação que ocorre nos elementos dos sistemas psíquicos", escreve Freud, "e não nos sentimos autorizados a formular qualquer opinião sobre este assunto. Assim, operamos sempre com um grande X que introduzimos como tal em cada nova fórmula".[3]

Desde o início, os conceitos de Freud são operatórios, e não essenciais; eles visam a dar conta dos fenômenos que aparecem no campo do protocolo do tratamento.

Os fenômenos considerados por Freud são os elementos fônicos, e não os acontecimentos vividos na primeira pessoa: sentimentos, sensações, emoções. Freud distingue sem hesitação o campo do observável – o que ouvimos – e do inobservável – tudo a que as palavras de seus pacientes remetem.

A hipótese do inconsciente evita, sobretudo, reduzir os processos psíquicos seja às conexões neuronais do cérebro, seja a algum mundo ideal romântico ou metafísico.

Mas, sobretudo, uma hipótese como a do inconsciente não se encontra absolutamente na mesma situação epistemológica que um postulado. A primeira é um operador técnico, o segundo, um princípio que governa certa representação do mundo.

Por exemplo, o postulado do behaviorismo: não há nada a considerar entre o *input* e o *output*; do cognitivismo: a experiência de pensamento de Turing é um modelo satisfatório para dar conta do "espírito"; ou da hermenêutica: o homem é o existente tomado pela preocupação com a abertura ao sentido. Invariavelmente, coloca-se uma "verdade" que não mais será interrogada.

Para Freud, não há "verdades" que subsistiriam depois de invalidadas pela experiência, assim como não há fatos brutos que se apresentariam como tal à observação: o fato não é um "dado"; ele é isolado, livre, produzido pela hipótese que assegura sua construção

---

3 Freud, S. Au-delà du principe de plaisir. In *Gesammelte Werke* (em seguida, *GW*), *XIII*, pp. 30-31.

e para a qual é a condição de validação. A teoria é um instrumento provisório de organização dos elementos de observação, e a repetição das investigações assegura ou não a legitimidade do conteúdo da hipótese. Uma teoria não é verdadeira, ela é ou não é empiricamente adequada.

Freud não se cansa de revisar suas referências teóricas à luz da experiência; a teoria permanece um "andaime necessário, mas provisório": a experiência é a única fonte de informação e a teoria é apenas a modelização das relações entre os fenômenos percebidos, sem que haja uma base estável para além deles que a legitime. Escreve em janeiro de 1900:

> *Sem me prender a nenhum sistema psicológico, [...] empreendi o estudo dos fenômenos revelados pelo estudo das psiconeuroses e modifiquei minhas concepções até me parecerem capazes de dar conta do conjunto das observações. Não tenho a pretensão de ter evitado qualquer hipótese... Mas tenho certeza de que qualquer um que tente estudar os mesmos fenômenos pelo mesmo método não poderá deixar de adotar, apesar de todas as dissuasões dos filósofos, o mesmo ponto de vista que eu.*[4]

Retoma em 1918:

> *Jamais nos vangloriamos de possuir conhecimentos e poder acabados, completos; como outrora, estamos sempre prontos a admitir as imperfeições de nossos pontos de vista, integrando novas noções e modificando nossa técnica a fim de aperfeiçoá-la.*[5]

---

4 Freud, S. Dora. In *GW, V*, p. 276.

5 Freud, S. Les Voies nouvelles de la thérapeutique psychanalytique. In *GW, XII*, p. 183.

Acrescenta em 1920:

> *Poderiam me perguntar se e até que ponto eu mesmo aderi às (minhas) hipóteses. A isso respondo: não aderi a elas mais do que procuro obter para elas a adesão, a crença dos outros. Ou mais exatamente: que eu próprio não saberia dizer em que medida acredito nelas. Parece-me que o fator afetivo não pode intervir nesta ocasião. Podemos nos abandonar a uma linha de raciocínio, segui-la até seu limite extremo, e isso somente por curiosidade científica.*[6]

Volta a precisar em 1923:

> *A psicanálise não é um sistema como os da filosofia, que partem de alguns conceitos básicos rigorosamente definidos com os quais tentam compreender o universo e depois, uma vez completados, não há mais lugar para novas descobertas e melhores elementos de compreensão. Ao contrário, concentra-se nos fatos de seu campo de atividade, tenta resolver os problemas imediatos da observação, tateando no caminho da experiência, sempre pronta a ajustar ou modificar suas doutrinas. Admite tanto quanto a física ou a química que seus conceitos maiores não sejam claros, que seus pressupostos sejam provisórios, e espera de sua atividade futura uma determinação mais rigorosa destes.*[7]

---

6 Freud, S. Au-delà du principe du plaisir, *op. cit.*, p. 64.

7 Freud, S. Psychanalyse et. [N.T.]éorie de la libido. In *GW, XIII*, p. 229.

Freud aposta, assim, em mudar as regras da experimentação para adaptá-las às manifestações invisíveis, mas audíveis, de uma região da realidade que é ela mesma invisível, a fim de ter acesso ao conhecimento das regularidades do funcionamento psíquico, que andam de mãos dadas com sua dimensão eminentemente singular.

De resto, não há nada como avaliar os argumentos dos seus opositores para apreciar uma disciplina.

Os contendores da psicanálise

Karl Popper

Foi durante uma conferência em Cambridge, no verão de 1953, que Karl Popper, para ilustrar sua tese da falseabilidade, isto é, a oportunidade para uma ciência dispor de observações que possam limitar a validade de uma teoria, entrega-se impetuosamente a uma refutação da psicanálise a partir de um simples conhecimento baseado em rumores. "Alguns dos meus amigos que se tornaram adeptos de Marx, Freud e Adler eram sensíveis a uma série de traços comuns às três teorias, e particularmente ao seu aparente *poder explicativo*."[1] Lendo-o atentamente, descobrimos então que Popper jamais leu nenhuma obra de Freud nem se informou mais precisamente com ele dos aspectos de sua prática, embora tenha vivido muito tempo em Viena.

Na verdade, Popper teria conhecido apenas Adler e tido com ele apenas uma conversa de alguns instantes a respeito de uma

---

1 Popper, K. R. (1985). *Conjectures et réfutations* (p. 61). Paris: Payot.

criança, da qual instantaneamente teria tirado conclusões definitivas, estendendo-as à psicanálise. Em uma palavra, Popper refuta a psicanálise baseando-se numa assimilação da doutrina de Adler e imaginando que o analista procede, de algum modo, como um adivinho em que todo sintoma encontraria sua causa sem qualquer dificuldade: nenhum acontecimento poderia resistir à teoria.

Tivesse se informado um pouco mais sobre as condições do protocolo da psicanálise, Popper teria descoberto quão diferentes são as coisas: não somente o analista não explica nada, mas suas indicações convêm apenas à situação de um dado paciente segundo os elementos transferenciais que nesse momento aparecem em seu discurso.

Uma coisa é a hipótese de um analista sobre as prováveis causas dos sintomas de um paciente quando, por exemplo, escreve seu relato, outra coisa é a realidade das intervenções do analista durante o tratamento. O método analítico não procede por explicação; não visa ao porquê, mas ao como, e de um modo que não depende do sentido, mas da articulação entre as produções do analisando.

O que foi surpreendente, no entanto, foi o sucesso dessa crítica que não se baseia em nada, mas permite a qualquer um, servindo-se da notoriedade de Popper, legitimar sua hostilidade para com a psicanálise.

Ora, caso tivesse se dado ao trabalho de se aproximar de Freud, Popper teria descoberto que não há *uma teoria*, mas *teorias* freudianas. Freud remanejou continuamente sua teoria, não somente quando de sua falseabilidade pela experiência, mas também no momento de suas mudanças de pontos de vista.

Assim, o abandono da *teoria de sedução* no outono de 1897 deve ser posto diretamente na conta de um procedimento de falseabilidade: a extensão desproporcionada da explicação da histeria pelos contatos sexuais com os pais conduz à sua refutação. A hipótese de Freud supunha que um número exorbitante de pais devia ser perverso: "A perversão", escreve ele, "deveria ser infinitamente mais frequente que a histeria, já que esta doença aparece apenas quando os incidentes se multiplicaram".[2]

Da mesma maneira, o abandono da teoria da primeira tópica, a partir de 1920, está ligado à adoção de um novo ponto de vista induzido pela tese de algo para além do princípio de prazer.

Ludwig Wittgenstein

Nada é mais surpreendente do que a atitude de Wittgenstein a respeito da psicanálise, e ao mesmo tempo nada é verdadeiramente surpreendente nessa atitude.

Apesar de ter lido Freud e sublinhado sua importância, é como se Wittgenstein não tivesse percebido como a posição de Freud é próxima da sua.

Wittgenstein age como se a intervenção do analista só funcionasse proporcionalmente a seu poder de sedução, quando sua ação é realizada sem o conhecimento do analisando. "Na realidade", escreve Freud, "a atitude do paciente importa pouco. Sua confiança ou desconfiança são quase negligenciáveis quando as comparamos às resistências interiores que protegem sua neurose."[3]

A partir de tal mal-entendido, era evidente que Wittgenstein não podia compreender a especificidade do tratamento analítico

---

2 Freud, S. *Carta n. 69 a Fliess.*

3 Freud, S. Le Début du traitement. In *Gesammelte Werke* (em seguida, *GW*), *VIII*, p. 457.

nem deixar de reduzi-la a uma estética, isto é, a uma técnica baseada na persuasão.

Poderíamos então dissertar ao infinito sobre esse encontro fracassado entre Wittgenstein e a psicanálise, que não pode mais ser escrito senão no condicional passado: ele poderia ter acontecido.

Adolf Grünbaum

Vamos agora nos deter em um livro que durante algum tempo deu muito o que falar no Landerneau[4] da epistemologia positivista, que se aproveitou de uma crítica anunciada como o golpe de misericórdia na psicanálise: *Foundations of Psychoanalysis*,[5] de Adolf Grünbaum, que havia já publicado vários artigos sobre o mesmo tema.

Para começar, o nosso autor faz como se a psicanálise tivesse saído da cabeça de Freud totalmente armada já em 1895: ele ignora soberbamente o longo trabalho de confronto com os pacientes na origem de seus constantes remanejamentos conceituais.

Em seguida, ele opõe a Freud o "argumento do acordo", que, como vimos, está no centro da crítica de Wittgenstein: o analista

---

4 No original: "[...] un livre qui fit un temps grand bruit dans le Landerneau", variação da sentença – "Je ne dirai rien, mais cela fera du bruit dans Landerneau" – proferida pelo personagem de uma peça, a comédia *Les Héritiers*, de Alexandre Duval, do fim do século XVIII, na qual um oficial da marinha dado por morto reaparece de repente em sua cidade de origem, Landerneau, para grande consternação dos herdeiros. Essa réplica marcou época, a tal ponto que, transmitida de geração em geração, tornou-se um substantivo comum. Os franceses falam hoje, por exemplo, do Landerneau político – como o autor, aqui, da epistemologia positivista – para designar mundos particulares que têm suas próprias manias, jargões e mexericos. [N.T.]

5 Grünbaum, A. (1996). *Les Fondements de la psychanalyse* [1984]. Paris: PUF.

faria com que o analisando aceitasse, graças a seu poder de sugestão, a explicação causal de seus sintomas.

Enfim, ele avança hipóteses que um bom burguês vienense do começo do século XX poderia ter tido para explicar o esquecimento, o lapso, o ato falho e outras escórias da consciência: não haveria ali senão "inclinações pessoais", "tendências gerais" e mesmo "gafes", quando muito. Questão para Grünbaum: qual é o estatuto epistemológico da gafe?[6]

Nosso autor equivoca-se com o estatuto da associação livre e o da neutralidade do analista e constantemente confunde sexualidade e genitalidade ou desejo e inveja: a inveja do pênis é compreendida como o desejo de ser dotado de um pênis real, e não como o desejo de dispor do atributo fálico, esse objeto misterioso suscetível de saciar[7] sua mãe. É toda a dimensão do fantasma que é completamente negada, a ponto de desconhecer que toda observação é orientada e, sobretudo, que toda recordação é uma construção realizada *a posteriori*.

Por exemplo, Grünbaum relata como Jean Piaget

> *pensava lembrar-se claramente que tinham tentado retirá-lo de seu carrinho de bebê nos Champs-Élysées. Recordava-se da multidão reunida, dos arranhões no rosto da babá de comportamento heroico que o tinha socorrido, do cassetete branco do policial, da fuga do assaltante. Apesar de sua vivacidade, as recordações de Piaget eram falsas. Anos depois, a babá confessou ter inventado toda a história, que ele então tinha*

6 *Ibid.*, pp. 292, 293 e 307.

7 *Combler*: preencher, cumular, satisfazer, encher de satisfação. *Combler quelqu'un: le satisfaire pleinement* [satisfazer plenamente alguém]. *Saciar*: ter uma sensação de satisfação plena. [N.T.]

> *interiorizado como se tratasse de uma experiência, sob a influência de uma figura de autoridade.*[8]

Essa historieta permite lembrar que o fantasma se constitui a partir do discurso do Outro, aqui representado pela babá de Piaget. A memória é enganadora: toda recordação é uma elaboração efetuada *a posteriori*, além do mais, constantemente remanejada, ao ponto de que o ato analítico, se ele permite o desdobramento do fantasma, está na transferência, ou seja, por meio de uma construção ligada à situação do ato e, como tal, distinta de sua organização inicial, que por si só já era uma construção.

Freud insistiu o suficiente com as recordações encobridoras (1899), com as teorias sexuais infantis (1908) e, de uma maneira geral, com a isomorfia entre inconsciente e fantasma, para que não fiquemos estarrecidos diante da estranha "ingenuidade" do autor.

Esta atinge seu paroxismo com a crítica que ele propõe da teoria freudiana do sonho: "A teoria freudiana dos sonhos, escreve Grünbaum, é invalidada pela ausência de redução significativa da *frequência* dos sonhos nos pacientes que passaram por uma longa análise". Em resumo, no fim de um tratamento, deveríamos parar de sonhar; ou, em outros termos, o sonho seria uma produção patológica.[9]

É verdade que Adolf Grünbaum nos explica que existem "pessoas saudáveis",[10] isto é, pessoas sem inconsciente. Adolf Grünbaum não deve nem sonhar, nem fantasiar, nem ter sintomas ou, antes, o sintoma de Adolf Grünbaum é imaginar um homem ideal, sem sintomas, que não sonha, não comete lapso, figura de ficção que lhe permite

---

8 Grünbaum, A. (1996). *Les Fondements de la psychanalyse* (p. 359), *op. cit.*

9 *Ibid.*, p. 428.

10 *Ibid.*, p. 341.

recusar a teoria do recalcamento, que, a seus olhos, é "desprovida de fundamentos".[11]

Fica uma questão: nosso autor meditou o bastante sobre o pensamento de Pascal, segundo o qual "os homens são tão necessariamente loucos que não ser louco seria outra forma de loucura"?[12]

Isabelle Stengers

É no decorrer de uma obra bastante prolífica, frequentemente escrita a quatro mãos, que aparecem aqui e ali comentários sobre a psicanálise. Vou selecionar dois deles: o primeiro coloca a psicanálise em conflito com a hipnose, o segundo, com a etnopsiquiatria.

Em suas obras que confrontam a hipnose e a psicanálise, em nenhum momento Isabelle Stengers[13] questiona as forças propulsoras da ação da primeira como esclarecidas no quadro do protocolo da segunda, como se, na prática de Freud, nada tivesse se passado entre seu retorno de Paris e a invenção da palavra "psicanálise": a identificação da transferência como o efeito de um real designado pela hipótese do inconsciente ou, ainda melhor, do fantasma. Se o hipnotizador sabe que um paciente submetido a uma sugestão a torna sua, e se ele explica essa "disposição" do paciente pelo efeito misterioso de uma plasticidade, ele não se interroga nem sobre a força propulsora dessa "disposição" nem sobre os poderes que ela lhe confere, ainda menos sobre a legitimidade desses poderes.

---

11 *Ibid.*, p. 425.

12 "Les hommes sont si nécessairement fous, que ce serait être fou, par un tour de folie, de n'être pas fou". [N.T.]

13 Stengers, I. (1992). *La volonté de faire science, à propos de la psychanalyse* (pp. 60-78). Le Plessis-Robinson: Les Empêcheurs de penser en rond; e escrito com Chertok, L. (1989). *Le Cœur et la raison* (pp. 186-192). Paris: Payot.

Além disso, fazendo como se a hipnose e a psicanálise fossem práticas da mesma natureza, Stengers multiplica despreocupadamente os contrassensos e pode desenvolver sem escrúpulo sua defesa *pro domo* da hipnose sob cuja bandeira ela quer colocar a psicanálise.

Em seguida é a vez de a etnopsiquiatria ser desafiada na pessoa de Tobie Nathan, que, como Henri Collomb (1913-1979) em Dakar, quis, diferentemente de George Devereux, o "pai" da etnografia, utilizar as psicoterapias tradicionais ligadas às culturas de origem de seus pacientes imigrados. Por que não: o princípio tem certa pertinência.

Mas, novamente, para Isabelle Stengers, é como se etnografia e psicanálise fossem paradigmas de mesma natureza, sendo a primeira mais válida que a segunda porque a etnopsiquiatria seria marcada "culturalmente", enquanto a psicanálise não o é: "A cultura à qual o dispositivo terapêutico (etnopsiquiátrico) se refere ativamente é relativa a esse dispositivo e ao 'transtorno' cujo significado deve ser construído e inscrito".[14] Stengers nos dá aqui a definição mesma do protocolo psicoterapêutico: inscrever o sintoma exposto pelo paciente numa grade de leitura em que toma um sentido "culturalmente" admitido (ofensa aos deuses, quebra de promessa, desrespeito a uma proibição etc.). Outra coisa é a questão do ato analítico: não se trata, sobretudo, de propor um sentido para o sintoma, mas de mobilizá-lo para além de qualquer conjuntura cultural.

Na verdade, Isabelle Stengers esquece uma coisinha só: há um real da "realidade psíquica" que se manifesta qualquer que seja sua coloração cultural.[15]

Em uma palavra, que seu aliado de circunstância seja a hipnose ou a etnopsiquiatria, Isabelle Stengers não consegue decidir a aceitar

14 Stengers, I. (1997). *Pour en finir avec la tolérance* (p. 53). Paris: La Découverte.
15 *Ibid.*, pp. 30-31.

que haja um real*, uma região de realidade, que resiste a qualquer *doxa*, a qualquer opinião. Mas nossos sintomas não são solucionáveis numa grade de leitura cultural; a gênese deles diz respeito ao fantasma, mas conforme procedimentos que se impõem a cada um.

Essa recusa de Stengers irrompe no fim de seu trabalho, quando num arroubo lírico são convocados Marx e Deleuze: a psicanálise seria um empreendimento burguês, enquanto a etnopsiquiatria estaria mais próxima dos explorados. Reencontramos essa ideia em artigo escrito em colaboração com Bruno Latour e publicado no mesmo ano. "A descoberta freudiana, escrevem eles, essa 'revolução científica', 'esse corte epistemológico radical' [...] teria desqualificado, para sempre, as antigas formas de psiquismo."[16]

Mas os psicanalistas nunca fizeram a menor reserva, bem ao contrário, ao xamanismo e outras psicoterapias tradicionais, que são práticas legítimas, embora de caráter religioso.

Uma coisa é questionar as questões religiosas, políticas e econômicas de uma prática, outra, negligenciar o real ao qual ela responde. Perdendo-se a exigência do real, é, como sublinhou Kant, a magia do conceito, a retórica que triunfa, ocasionando dois riscos, um menor - o relativismo -, o outro maior - Lyssenko[17] ontem, o criacionismo, hoje.

Se o certificado de qualidade, em última instância, depende da *doxa* sociopolítica, ou seja, se um discurso que tem uma pretensão científica não faz mais do que legitimar essa pretensão em relação à região de realidade, do real, do qual ele se propõe dar conta, ou

---

16 Latour, B., & Stengers, I. (21 jan. 1997). Du bon usage de l'ethnopsychiatrie. *Libération*.

17 Denunciando a "genética burguesa" como uma impostura, asfixiando o debate científico e levando à prisão e à execução de numerosos cientistas eminentes na União Soviética, as teorias de. [N.T.]ofim Lyssenko permanecem como exemplo extremo da perversão da ciência pela ideologia. [N.T.]

seja, se está oculta a distinção entre discurso religioso e discurso científico, não há mais ciência ou, ao menos, esse conceito torna-se vazio. Darwin e Moisés podem então ser postos em paralelo e não há por que ficar chocado se alguns Estados norte-americanos preferem a tese de Moisés à de Darwin. Então Mendel e Lyssenko podem ser postos em paralelo e não há por que ficar chocado se a URSS privilegiou o segundo. Segundo Isabelle Stengers, em última instância caberia à opinião sociopolítica decidir escolher a teoria que é legítimo conservar.

Mas a posição de Isabelle Stengers e Bruno Latour não é nova; ela responde à velha recusa do real e à nossa necessidade incoercível de metafísica.

Mikkel Borch-Jacobsen

A rejeição da psicanálise por Mikkel Borch-Jacobsen apoia-se em pelo menos três teses distintas.[18]

Há, uma vez mais, a tese da mentira. Borch-Jacobsen questiona, com pudor de solteirona, a honestidade intelectual do fundador da psicanálise. Freud teria mentido. Grande coisa! Ele sabe que Galileu, Newton, Claude Bernard e Einstein também? O primeiro jamais realizou as experiências do pêndulo e da torre de Pisa; o segundo deduziu a lei da gravidade universal a partir de pressupostos cosmogônicos; o terceiro demorou a reconhecer a prioridade de Chevreul; o último deixou de sublinhar o que devia a Lobatchevski e a Mach. Mas em que essas "mentiras" invalidam a lei da queda dos

18 Borch-Jacobsen, M. (1995). *Souvenirs d'Anna O.: une mystification centenaire*. Paris: Aubier; Borch-Jacobsen, M. (2002). *Folies à plusieurs: de l'hystérie à la dépression*. Le Plessis-Robinson: LEPR.

corpos ou da atração universal, a hipótese do "meio interno" ou da relatividade geral?

Em certos textos, em particular em *Contribuição à história do movimento psicanalítico*, Freud passa de fato a impressão de que a teoria lhe tenha surgido por milagre. Ora, a questão não é saber a quem cabe a paternidade deste ou daquele conceito, mas saber se existe, sim ou não, uma região da realidade da qual deriva o sintoma que caracteriza as condutas humanas, e se o acesso a ele nos é dado pelo procedimento do tratamento analítico.

Borch-Jacobsen faz igualmente sua a tese do artefato mimético generalizado, inspirada em Gabriel Tarde (cf. *Les lois de l'imitation*, 1890), René Girard (cf. *La violence et le sacré*, 1972) e, fora do contexto, Ian Hacking (cf. *Les fous voyageurs*, 2002), para quem seríamos feitos à imagem de Deus, que nossa identidade seria o reflexo da comunidade, e não o produto de um fantasma singular.

Há, enfim, a recusa obstinada em considerar a hipótese do inconsciente por si mesma, sob o pretexto de que a vontade reinaria sobre nossas condutas de um extremo a outro.

Aqui o leitor pode se dar conta do denominador comum de todos os contentores da psicanálise: que nos seja conservada a nossa boa e velha concepção metafísica do homem, assegurando-nos que realmente somos senhores em nossa morada.[19]

---

19 Mais uma provação, a pandemia, que a psicanálise está testemunhando. Quantas provações passou desde que seu nome chegou ao conhecimento de todos (1896). No entanto, depois do escândalo suscitado em 2005 por *O livro negro da psicanálise*, e em 2010 por *Le Crépuscule d'une idole: l'Affabulation freudienne*, de Michel Onfray, a psicanálise retomou seu caminho. Que pensem o que quiserem disso seus contendores mais ocupados, o desenvolvimento da prática e, portanto, da experiência da psicanálise é seguramente um dos acontecimentos mais notáveis do século XX, especialmente porque nenhuma crise política, econômica, sanitária, militar ou cultural impediu o seu desenvolvimento, mesmo em sociedades que poderíamos pensar que se opusessem

É tempo agora de nos voltarmos para o protocolo do ato analítico, que, definitivamente, constitui a especificidade da psicanálise.

à sua progressão, dado que seus costumes parecessem tão distantes dos da velha Europa, como se o que veio à tona no consultório de Sigmund Freud durante os últimos anos do século XIX tivesse um alcance universal que se confirma, no início do século XXI, pela continuação de sua implantação, apesar da multiplicidade de discursos que visam alterar sua legitimidade. Quem se lembra hoje das múltiplas (centenas) psicoterapias que há um século vêm tentando suplantá-la? Ninguém, pois cada uma delas, nem bem anunciada, já era esquecida! Quem se lembra de Médard Boss, esse paciente de Freud que, tomado de paixão por Heidegger, criou em sua homenagem a *Daseinanalyse*? Ninguém, com exceção de alguns extraviados que vociferam seu ódio pela heteronomia que nos constitui e cuja localização Freud nomeou com a palavra *inconsciente*. E poderíamos enumerar a sequência interminável dessas psicoterapias das quais esquecemos até mesmo o nome, pois hoje entendemos bem: o que não queremos saber e que Freud expôs da maneira mais crua é agora uma verdade de La Palice: somos os fantoches de um discurso que vem de outro lugar. Que seja dito! Até mesmo o. *[N.T.]e. [N.T.]w York. [N.T.]mes* estampou em sua primeira página: Freud retorna. Tínhamos tentado nos livrar dele e tivemos de reconhecer que não é uma teoria como qualquer outra, mas um lembrete do que nos constitui. Sim, Freud não tem nenhum gosto pelo idealismo especulativo, Freud tem gosto apenas pelo realismo robusto. [N.T.]

O protocolo do ato analítico

É especificando as particularidades do ato analítico que podemos fazer uma avaliação concreta do que distingue a psicanálise das psicoterapias.

Muito antes de Popper, Freud atribuía à sua disciplina um estatuto cuja validade não lhe adviria de sua teoria, mas de seu método. "A psicanálise caracteriza-se como ciência, menos pelo real que mobiliza do que pela técnica com a qual trabalha."[1] A psicanálise é o nome de um método.

Ora, esse método não pôde ser formulado separadamente das pesquisas das quais decorre; não é o produto nem de uma metafísica prévia nem de um capricho de Freud, mas o fruto de um longo processo experimental que não pôde ser definido antes de ser operacional. "Devo às regras técnicas a uma longa prática. Elas me foram ensinadas graças aos meus próprios esforços, empregando outros

1 Freud, S. Introduction à la psychanalyse. In *Gesammelte Werke* (em seguida, *GW*), *XI*, pp. 403-404.

métodos",[2] ele escreve, antes de acrescentar: "Trata-se de uma série de regras, empiricamente estabelecidas".[3]

Ora, os critérios do protocolo do ato analítico, estabelecidos por Freud entre 1889, o tratamento de *Emmy von N.*, e 1907, o de *O homem dos ratos*, definem sempre o ato analítico e são sempre admitidos e aplicados pelos analistas de todos os países e de todas as orientações teóricas.

Quaisquer que sejam suas proposições teóricas, os analistas referem-se, no plano da experiência, aos mesmos princípios. É o protocolo que faz a psicanálise, e não a teoria que eventualmente lhe sobrepomos. O protocolo é a psicanálise; ele é sua condição de possibilidade e de legitimidade.

Quais são esses critérios comumente compartilhados? A *regra* da associação livre, que obrigatoriamente leva o paciente a expor seus pensamentos, incluindo aqueles habitualmente censurados, e a atitude de neutralidade à qual se curva o analista.

A regra da associação livre não atende nem a uma injunção do analista (mesmo que este se lembre dela na preleção) nem a alguma boa vontade, mas à implementação da transferência. Como *Emmy von N.*, cada analisando não pode se impedir de dizer, aos poucos, todos os seus pensamentos. Esse imperativo impõe-se espontaneamente, e é mesmo sua espontaneidade, induzida pela função do "sujeito suposto saber"* incorporada pelo analista, que o legitima.

O analisando *acredita* que o analista saberia decifrar o caráter enigmático de seus sintomas e lhe indicar como remediá-los, e é esta *expectativa crédula* a causa do desdobramento das produções do inconsciente como a mola propulsora da transferência.

---

2 Freud, S. Conseils aux médecins. In *ibid.*, p. 376.

3 Freud, S. La Méthode psychanalytique de Freud. In *GW, V*, p. 7.

A neutralidade que define o analista não é uma disposição psicológica, uma espécie de sabedoria adquirida pela adesão a um código de conduta. Ela se refere a uma verdadeira instrumentalização do analista, elaborada ao longo de uma formação específica, cujo resultado é a possibilidade da atenção flutuante.

Essa neutralidade é uma conversão interior obtida ao final de um processo do qual nada permite prever no início que venha a ser atingido, mas que permite ao analista ocupar esse lugar. Esses dois critérios, a regra da associação livre e a neutralidade, conferem imediatamente a essa experiência um caráter extramundano, já que nada é mais estranho às relações entre os homens que dizer tudo o que se apresenta em seu espírito ou de se abster de seus preconceitos teóricos, de suas referências morais e de seus sentimentos sobre os enunciados que lhes são dirigidos.

Essa conjunção da regra da associação livre e da neutralidade cria uma espécie de comporta que induz um campo, um espaço-tempo, onde se manifestam as produções do inconsciente que são o produto disso tudo.

Esquecimento de nome, de palavra, de impressão, de projeto, *lapsus linguae*, *lapsus memoriæ*, *Witz*, neologismo, palavras-valise, inflexão prosódica. A essas intromissões são adicionados os relatos de sonho, de pesadelo, de insônia, de ato falho, de *lapsus calami*, de *lapsus auditionis*, de mal-entendidos, de falta de jeito, de conversão, de ideação, de hipocondria e de tantos outros sintomas como as maneiras de dizer que nos vêm mais ou menos como cabelo na sopa no fio da enunciação.

A atenção do analista se detém no que é ouvido, nos elementos de linguagem, e não nos sentimentos, nas emoções, nas sensações, isto é, nos eventos psíquicos vividos em primeira pessoa.

Quando um analisando comunica sua angústia, o que importa para Freud não é o afeto de angústia, são as palavras empregadas para falar dela que são as únicas suscetíveis de serem observadas e que, como tal, constituem a única condição de uma objetividade possível.

Contudo, uma análise não é uma experiência intelectual; é uma operação que se apoia no afeto, mas por intermédio das produções que surgem no discurso do analisando.

Assim, não é o cheiro de "pudim queimado" do qual fala Lucy que importa, isto é, a impressão, mas a expressão de linguagem utilizada por ela: "verbrannter Mehlspeise".[4]

Assim, não é a dificuldade de Elisabeth em se manter de pé, chamada de astasia abasia, que conta, mas a palavra que ela emprega, *alleinstehend*, em consonância com a outra que fala de sua solidão.[5]

Assim, não são as aproximações feitas por Ernst Lanzer[6] entre "conselheiro áulico", "suplício dos ratos", "cotização", "jogador de cartas", "pênis", "criança" etc. que contam. Importa a homofonia entre "Frau Hofrat", "in diesen Raten eingelassen", "Rate, Spielratte", "Ratz", "Rattenmamsell" etc.

Assim, não é a narração de seu sonho pelo *Homem dos lobos* que importa, mas que, durante esse relato, em vez de dizer "Wespe" (vespa), ele pronuncie a sequência fonemática [espe] que evoca as iniciais de seu nome: Serguei Pankejeff.[7]

O método da psicanálise implica se limitar unicamente a essas manifestações.

---

4 Freud, S. Miss Lucy R. In *GW*, *I*, pp. 163-183.

5 Freud, S. Mademoiselle Elisabeth v. R. In *GW*, *I*, pp. 196-251.

6 Freud, S. L'Homme aux rats. In *GW*, *VII*, pp. 381-463.

7 Freud, S. L'Homme aux loups. In *GW*, *XII*, pp. 29-157.

Um sonho, um sintoma, um ato falho não são eventos consumados que podem ser contados em seguida mais ou menos corretamente; o relato deles é constitutivo de seu estofo, inclusive em suas ambiguidades e dificuldades.

O relato de um sonho ou de um sintoma não é exterior ao sonho ou ao sintoma. Não há acesso direto possível a um sonho ou a um sintoma, como também não há acesso direto a uma impressão ou a um sentimento fora de seu relato.

O analista não pode inferir nada do que é dito. Ele não pode ver mais dentro da cabeça dos pacientes do que pode reduzi-los à sua anamnese: ele pode apenas escutar.

O leitor poderia pensar que exagero. O analista, diz ele, nem por isso é menos homem e se o analisando lhe anuncia: "Eu desejo passar as férias em Lisboa [*Lisbonne*], se possível com a moça de quem lhe falei na última sessão; eu gosto dela *realmente, você sabe*", ele pode apenas concluir que o seu paciente tem o projeto de ir visitar a capital de Portugal com sua nova namorada.

Mas o analista ouvirá, sobretudo, "bonne", que acaba de rimar com o lugar de nascimento na Argélia da mãe de seu analisando, como foi lembrado num sonho recente. Ouvirá também "realmente, você sabe", no qual se conjugam a dúvida sobre a realidade do sentimento afirmado e o saber suposto do analista que remete ao que era suposto na mãe, falecida quando ele não tinha ainda dez anos: sua mãe sempre teve o dom de lhe dizer antecipadamente o que lhe convinha.

Quando, algumas sessões mais tarde, ficamos sabendo que essa moça tinha um nome que rimava com a sílaba [lis], descobrimos que esse projeto de viagem estava determinado por questões transferenciais, e não por circunstâncias exteriores.

O psicanalista, não o esqueçamos, escuta e ouve elementos que insistem, destoam ou são elididos, elementos que, no fio do discurso do analisando, surgem sem o conhecimento mesmo deste que fala, como um outro discurso que se intromete no primeiro sem se prestar, no entanto, a uma significação ou evocar qualquer referência.

A esses fenômenos Lacan deu o nome de "significante"*, tendo cada um o encargo de representar, no instante de sua enunciação, o pouco de *ser* daquele que fala.

De fato, o *Lisbonne* do paciente, ao mesmo tempo que remete imediatamente ao lugar de nascimento de sua mãe, Bône, e ao nome de sua namorada, Fiordalice,[8] apresenta ainda uma assonância com a flor-de-lis [*fleur de lis*], símbolo do movimento político ao qual aderiu o avô materno, e ainda, com o nome arcaico dessa cidade da Argélia, Hipona. Ora, as provas hípicas eram o lazer favorito de sua mãe, que tinha pelo autor das *Confissões*, antigo bispo de Hipona, uma veneração sem limites.[9]

Quando uma analisanda pronuncia "euh", essa interjeição[10] onomatopaica não é propriamente uma palavra, mas pode ser um "significante".

Assim, uma analisanda que pontuava suas palavras com "euh" intempestivos vem a ter um sonho que conta uma história de omelete associada, como um rébus, a um forte e a um prato de arroz. Surge então um evento esquecido de sua primeira infância, passada nas proximidades de Dieppe, perto do castelo d'Eu. Em seguida, como um filme que pedia apenas para ser projetado, vieram histórias de

---

8 Em francês, *lice* pode soar próximo de *lis*. [N.T.]

9 Na cena mais famosa das *Confissões*, Agostinho, no momento de sua conversão, teria escutado uma voz de criança, vinda da casa vizinha, que repete *tolle, lege*, ou seja, tome e leia (as Epístolas de São Paulo). Em francês: "*prends, lis*". [N.T.]

10 Trata-se de uma interjeição que, na língua francesa, exprime dúvida, hesitação, embaraço. [N.T.]

dieta de água de arroz e da babá normanda muito determinada, cujo nome, Eugénie, lhe ocorre a partir do forte do sonho. Mas este forte era de fato uma bastilha, e não qualquer uma, mas aquela da qual restou apenas o gênio, Bastilha, cuja tomada fascinava minha analisanda.[11] De dieta a Dieppe, resta ainda a distinguir o "te" [*tê*] do "*peu*" [pê]", seja a designação da criança para o pronome pessoal de segunda pessoa do singular empregado como complemento, seja o "peu" [pouco] dela mesma ou de seu pai.

Tudo isso era uma história de sons ouvidos. A expressão "Eu não o sinto" pode significar, de acordo com o contexto: que eu não aspiro o aroma; que, por ter ficado preso, meu braço está ancilosado; que a honestidade de um amigo me parece duvidosa etc. – tantos empregos diversos. Mas essa expressão pode também aludir a algo de absolutamente singular.

Assim, um analisando, quando ouvia esta expressão: "Eu não o sinto" [*Je ne le sens pas*], era tomado de angústia. O [le] da expressão remetia, ao mesmo tempo, a seu pênis (era comum ele ter o sentimento de nada ter entre as pernas) e as palavras de sua mãe, que lhe garantia não o ter sentido quando o trazia no ventre.

Assim, uma paciente que se referia a si mesma no masculino me contava como constantemente seu filho a corrigia: "Mas, mamãe, você deve dizer: 'quando eu era pequena [petite]' e não: 'quando eu era pequeno [petit]'". Em seguida, feita a observação, ela continuava a falar dela no masculino. Nem o emprego do adjetivo "pequeno" numa frase em que minha paciente, evocando sua infância, deveria

---

11 *Génie de la Bastille*, representação do "gênio da liberdade" (*génie de la liberté*), escultura em bronze dourada de Auguste Dumont realizada em 1836 e que encima a "coluna de Julho" instalada na praça da Bastilha (Paris) em comemoração à revolução de julho de 1830. A fortaleza da Bastilha, construída no século XIV e que viria a ser uma prisão, foi totalmente destruída na revolução de 1789. [N.T.]

fazer a concordância de gênero desse adjetivo, nem a observação de seu filho tinham o menor efeito sobre esta elisão. Quanto a mim, eu me abstinha de intervir, sabendo que todo sintoma é o efeito de uma sobredeterminação [*surdétermination*] que torna vã qualquer interpretação. Mas não demorou a aparecer que o "e" elidido se referia ao desejo do pai de ter um filho e à constatação, quando ainda garotinha, de uma diferença anatômica entre ela e seu irmão mais novo: faltava-lhe alguma coisa. O "e" elidido refletia tanto o desejo do pai como sua preocupação em traduzir sua falta anatômica, uma maneira de lembrar que não era um menino. Mas este "e" elidido se referia também à indecisão das desinências do masculino e do feminino no falar de uma mãe de origem sueca, cujo conhecimento apenas aproximativo do francês na época do nascimento da filha valorizava o masculino por mimetismo dos enunciados de seu marido.

Como vemos, os "significantes" não estão ligados numa cadeia única, mas antes se articulam em redes por atrações homófonas e paronímicas, assonância e consonância, que sobredeterminam todas as produções do inconsciente.

No entanto, se um sintoma, neste caso, a elisão do "e" da desinência do feminino, remete a uma rede de "significantes" que funcionam como "causa", isso ocorre na transferência.

É porque esta analisanda estava em análise que apareceu o feixe de determinações do "e" elidido.

Embora não se refira a nenhuma realidade substancial, a hipótese do inconsciente funciona como "causa" suposta na interação entre o analista e o analisando.

Esse "suporte de causalidade" é tanto o "sujeito suposto saber" representado pelo analista como pelos elementos de sua realidade: sua voz, seu olhar, seu patronímico e outras coisas semelhantes que suscitam o aparecimento de elementos fônicos no fio da enunciação do analisando.

É assim que o analista pode articular uma produção do inconsciente enunciada por um analisando ao que a determina na transferência e, gradualmente, a produções já produzidas: o "e" elidido insistia na transferência a partir de meu patronímico que remetia a analisanda à ambiguidade de sua identidade sexuada.

Mas nada mais pode ser dito. Lembro que o inconsciente é o nome de uma região de realidade da qual só podemos conhecer as manifestações; não é um homúnculo escondido que impõe seus desejos sem o sabermos; isso acontece na relação atual com o Outro. Os "significantes" surgem na transferência, "causados" pela função e pela realidade daquele a quem são endereçados.

Contudo, esse aspecto material dos "significantes" não deve nos fazer negligenciar seu modo de articulação, isso que Freud chamava de sua dimensão "energética" ou "econômica".

Um "significante" se transforma em afeto. A energia designa a capacidade de transformação de uma atividade de trabalho em outra. Hoje sabemos que não há oposição entre energia e matéria: a energia transforma-se em matéria e reciprocamente. O surgimento de um "significante" na transferência acompanha-se do que poderíamos chamar de uma "pressão gravitacional" que coloca em ressonância outro "significante" por sua vez suscetível de surgir ou de se manifestar, conforme o demonstram a angústia, a emoção, a inibição, a passagem ao ato etc.

Tal é o caso, por exemplo, dessa jovem paciente de Freud que salta de um parapeito e se precipita sobre a via férrea que passa embaixo, pouco depois de ser confrontada ao olhar furioso do pai, em seguida à intimação de sua amiga lhe pedindo para deixá-la.

Que palavra específica foi usada pela amiga que, ecoando o olhar do pai, teve como efeito fazer essa moça "cair" do alto da ponte? Eu não a conheço.

Sabemos simplesmente que *niederkommen*[12] foi a que lhe veio ao espírito para qualificar seu gesto quando se encontrava diante de Freud, palavra que significa, ao mesmo tempo, "cair" e "dar à luz".

O surgimento de um "significante" acompanha-se necessariamente de uma "pressão gravitacional" capaz de fazer entrar em ressonância outro "significante", como mostram as afinidades eletivas homonímicas e paronímicas entre "significantes" desde que um campo transferencial seja exercido.

Assim, um analisando, confrontado à situação de ter que penetrar uma parceira, escapava da situação por uma ejaculação precoce. A "visão" da cena fazia surgir o "significante" "aspirar", imediatamente acompanhado de uma súbita angústia que o obrigava a fugir. Parecia-lhe impossível ir adiante, como se apenas um super-homem ou uma garrafa de coca-cola [*Coke*] pudessem servir pra isso. Retomo: "Coke"? Aparece então uma recordação encobridora na qual sua irmã, muito mais velha e que foi para ele uma segunda mãe, "aspirava" ruidosamente com um canudo o conteúdo de uma garrafa desse refrigerante, e depois, mais tarde, uma cena em que a mesma irmã e uma amiga brincavam com o cachorrinho desta última, elogiando sua meiguice. Enfim, por outras associações, outra personagem intervém. Quando meu paciente ainda não tinha nascido, esta irmã conheceu na Inglaterra, onde fora aperfeiçoar seus conhecimentos da língua, um homem que falava com o sotaque *cockney* e que "engolia" a palavra "eggs". Foram assim sobrepostos os desempenhos sexuais do amante com sotaque *cockney* que *engolia ovos*, a meiguice do *cocker* e a visão de sua irmã com uma garrafa de *Coke*

12 Freud, S. Sur la psychogenèse d'un cas d'homossexualité féminine. In *GW, XII*, p. 290.

na boca: unicamente as garrafas de *Coke*, os cachorros ou os amantes misteriosos do passado, anteriores ao seu nascimento, seriam capazes de fazer gozar as mulheres: "O eu, escreve Freud, não tem o direito de fazer tais coisas, porque elas lhe trariam ganho e sucesso, o que a severidade do supereu lhe recusou. Neste caso, o eu renuncia também a essas atividades *para não entrar em conflito com o supereu*".[13] Esse paciente só podia conservar o amor de uma mulher, substituta de sua irmã, se aceitasse que somente outro homem poderia fazê-la gozar.

Todo "significante" apresenta uma "pressão gravitacional" que o conduz a se articular com outros que geram efeitos: aqui, "aspirar" articula-se com "engolir", resultando em uma ejaculação precoce.

O afeto tem efeitos que lhe são próprios, mesmo que não sejam o objeto direto do protocolo do tratamento. Que a psicanálise não leve em conta afetos em nada elimina sua realidade; pelo contrário, eles estão no cerne da experiência.

> *Os sentimentos são realmente os únicos elementos que contam na vida psíquica, escreve Freud; todas as forças psíquicas contam apenas por suas capacidades de despertar sentimentos. As representações são recalcadas apenas porque estão ligadas a descargas sentimentais que não devem acontecer; seria mais correto dizer que o recalcamento concerne os sentimentos, mas estes só podem ser capturados por sua ligação com representações.*[14]

Por que voltar a isso agora? Porque a efetivação da regra da associação livre é acompanhada de acontecimentos "afetivos".

13 Freud, S. Inhibition, symtôme et angoisse. In *GW, XIV*, pp. 116-117.
14 Freud, S. Délires et rêves dans la "Gradiva" de Jensen. In *GW, VII*, p. 75.

Em seu artigo "O inconsciente", ao evocar três destinos possíveis do afeto – a conservação, a transformação e a repressão – Freud sublinha ser esta última o verdadeiro alvo do recalcamento, que, em vez de levar o elemento energético, convoca o elemento gráfico.[15]

O afeto, sublinha Freud em *A interpretação dos sonhos*, deve ser o fio condutor de nossa investigação já que é o índice de uma materialidade real: "Quando, no sonho, tenho medo dos bandidos, os bandidos são imaginários, mas o medo é real".[16]

A materialidade dos "significantes" não deve nos fazer negligenciar a materialidade dos afetos, mesmo que estes não sejam observáveis.

Também o estudo da regra da associação livre consistirá em colocar em evidência essa dualidade irredutível das manifestações do inconsciente:

- primeiro, vamos discorrer sobre a disposição à transferência: os seres humanos mantêm um vínculo permanente, imanente e imediato com o Outro;

- em seguida, vamos estudar a produção do inconsciente mais evidente, e que é também o motivo mais comum de uma demanda de análise: o sintoma;

- enfim, vamos discorrer sobre as diversas modalidades do *gozo*. O que quer que pensemos sobre isso, contrariamente à afirmação de Aristóteles que define o homem como o animal racional, preferimos dizer que o homem é o animal tomado pelo gozo. Todos os nossos pensamentos, todos os nossos atos têm por único fim, para além de seu fim particular, o gozo.

---

15 Freud, S. L'inconscient, Métapsychologie. In *GW*, *X*, p. 277.

16 Freud, S. L'Interprétation des rêves. In *GW*, *II/III*, pp. 462 ss.

Embora o conceito de gozo tenha aparecido muito cedo na obra de Freud, seu conteúdo nunca recebeu dele uma elaboração argumentada. Ora, esse conceito, mais do que qualquer outro, refere-se à nossa realidade viva, à nossa maneira de habitar nosso corpo, à nossa maneira de dispor de nosso pensamento, à nossa maneira de realizar a nossa sexualidade.

Contudo, o gozo se organiza de outra maneira além do fim do tratamento, quando se impõe ao analisando a singularidade de seu desejo: a psicanálise demonstra então sua diferença irredutível com qualquer outra psicoterapia.

Mas a regra supõe e requer a neutralidade do analista. Chegou então o momento de estudar o conteúdo desse conceito como sua condição de possibilidade bem como seu modo de ação no quadro da intervenção do analista.

A regra da associação livre

Poderíamos imaginar o analisando comprometendo-se a formular todos os seus pensamentos depois de algum imperativo prescrito pelo analista. Não é esse o caso, ainda que essa instrução lhe tenha sido dada. A execução da regra é o simples efeito mecânico da transferência associada à neutralidade do analista.

Veremos que a neutralidade é uma exigência técnica: o analista não deve conduzir o tratamento nem em função de seus valores nem em função de seus interesses, mas unicamente conforme os elementos que aparecem no discurso do analisando. "A técnica da análise", escreve Rank na ata da reunião em que Freud apresenta o tratamento do *Homem dos ratos*, "modificou-se na medida em que agora o analista não busca mais o que interessa a si próprio, mas permite ao paciente o desenvolvimento natural de seus pensamentos".[17]

Mesmo assim, esses pensamentos não derivam de uma intenção controlada, mas, antes, aparecem conforme uma decisão que escapa ao locutor. "Acaso", escreve Pascal, "dá os pensamentos, e acaso os tira; nenhuma arte a conservar nem a adquirir",[18] indicação que encontramos em Rousseau[19] e Nietzsche: "Um pensamento apresenta-se quando 'ele' quer, e não quando 'eu' quero"'.[20]

Bem rápido, Freud adicionou a esta regra condições anexas para reforçar-lhe o caráter operatório: não sendo possível ao analisando impedir-se de suscitar a ternura, a piedade, mesmo a complacência do analista, tornou-se indispensável evitar o risco de que este pudesse ceder a tais demandas tão logo tomassem uma forma inesperada ou paroxística.

Essas condições são a imposição de se apresentar às consultas marcadas o pagamento dos honorários combinados, inclusive em caso de ausência, o uso do divã, a duração e a frequência das sessões.

O pagamento já fornece uma resposta concreta à interrogação do paciente sobre as razões da aceitação do analista. É preciso que este esteja interessado ao se prestar a tal aventura: o dinheiro é uma maneira de circunscrever esse interesse.

Em seguida, o uso do divã. Se no início foi uma conveniência proveniente da prática da hipnose e mantida por Freud para seu conforto pessoal, no entanto, ele permite ao paciente, livre do olhar do analista, de isentar-se do bate-papo mundano e do comportamento narcísico.

---

17 Rank, O. (1976). *Les premiers psychanalystes* (p. 247). Paris: Gallimard.
18 Pascal, B. *Pensées*, B, 370.
19 Rousseau, J.-J. (1973). *Les Confessions* (livre IV, p. 215). Paris: Gallimard.
20 Nietzsche, F. (1971). *Par-delà bien et mal* (§ 17, p. 35). Paris: Gallimard.

Enfim, a duração e a frequência das sessões, fixadas durante muito tempo de acordo com os hábitos de Freud, têm, depois das inovações introduzidas por Ferenczi, depois por Lacan, um caráter operatório efetivo e essencial no processo do tratamento.

- A disposição à transferência

Como vimos, a disposição à transferência é a condição da regra da associação livre. Há associação livre porque há transferência.

A palavra utilizada por Freud é Übertragung, de übertragen, "conduzir para além de". A transferência conduz aquele que fala para a exterioridade à qual ele se endereça.

Nossos discursos articulam-se com seus lugares de endereçamento: nossos pensamentos nos vêm de nossos interlocutores, inclusive quando falamos sozinhos. O mesmo se aplica aos nossos afetos, que, sob suas diversas modalidades – amor, ódio, desgosto, angústia etc. –, manifestam nossa relação com os outros.

Essa relação com os outros remete sempre a um horizonte que é usual designar pelo termo Outro*: há sempre uma lacuna entre nossa demanda e as respostas que recebemos dos outros, a ponto de imaginar um Outro que possa responder melhor e assim satisfazer nossas expectativas.

É essa relação com o Outro que constitui a realidade mesma da transferência, sendo assim uma demanda intransitiva, uma demanda praticamente sem objeto. Assim, Paul Ricœur observa com muita justeza: "O que apenas a técnica da transferência podia revelar é que em sua base o desejo é uma demanda sem resposta".[21]

Podemos apenas transferir.

Entretanto, muito antes de Freud, essa inclinação já havia sido notada, mas com relação a manifestações distintas, sem que a menor

---

21 Ricœur, P. (1964). *De l'interprétation* (p. 438). Paris: Seuil.

ligação fosse estabelecida entre elas. Não deixa assim de ter interesse para os nossos propósitos nos debruçar sobre essas manifestações que são sempre relevantes e que estão no âmago da transferência.

Primeiro, houve aqueles que se interrogaram sobre o gosto pela metafísica. Por que os homens se obstinam em postular que para além (*meta*) das coisas sensíveis (*phusika*) existiria um ser imóvel e eterno?[22] Kant evoca uma "necessidade premente", uma "disposição natural que, ele tem certeza, nunca cessará":[23] nós não poderíamos nos impedir de supor a existência, para além do sensível, de um ser supremo que seria a causa de nosso mundo e a garantia de sua coerência.

Houve em seguida aqueles se interrogaram sobre a disposição para a "servidão voluntária". Já Platão, em *A República*, explicava em parte a constituição da tirania pela dificuldade dos homens em suportar sua liberdade. Bem adiante, Maquiavel, La Boétie, Hobbes e Sade mostraram o quanto estava inscrita em nós mesmos a necessidade de servidão. A relação senhor-escravo não seria a de dois termos separados, exteriores um ao outro, mas uma relação interna, motivada por uma necessidade de servidão que postula em si mesma a realidade do mestre mesmo antes de sua existência. Haveria o tirano porque haveria a disposição para a servidão cuja mola propulsora, contrariamente à tese defendida mais tarde por Hegel, não seria a morte, mas a necessidade de ser "encantado e cativado unicamente pelo nome de um".[24] Em uma palavra, nós não poderíamos nos impedir de nos situar em relação a um nome cuja eleição pela submissão de todos ao seu detentor asseguraria a identidade e a coesão da coletividade.

---

22 Aristote. *Métaphysique*, M, 1, 1076a, 10.

23 Kant, E. (1997). *Prolégomènes à tout métaphysique future* (p. 257). Paris: Vrin.

24 Boétie, É. de la. (2002). *Discours de la servitude volontaire* (p. 26). Paris: Vrin.

Finalmente houve aqueles se interrogaram sobre o gosto pela verdade, esse excesso no conhecimento que os Gregos chamavam a *areté*, a excelência "que dá a quem a possui a liberdade para si mesmo".[25] Para além do conhecimento, haveria uma verdade cujo acesso contaria com a *sunousia*, a relação mestre-aluno, fundada no amor do aluno pelo mestre suscitado pelos *agalmata*, os "encantos ocultos", deste último.[26] Em uma palavra, não poderíamos nos impedir de nos aproximar dos "mestres" suscetíveis de nos transmitir um saber sobre uma verdade que excede o conhecimento e que nada mais é do que esse sentido do qual tenho falado desde o início deste livro.

Em resumo, precisamos ter certeza:

- de haver uma instância que conteria as razões da existência, que, por definição, seria o Ser supremo;
- de haver uma instância que conteria as razões da coesão da comunidade, instância que, por definição, seria encarnada pela pessoa primeira em dignidade, seja ele chamado de rei, de presidente, de chefe etc.;
- de haver uma instância que conteria um para além do conhecimento, da verdade ou do sentido, e que, por definição, seria encarnado pela pessoa que detém os atributos do saber.

Esse gosto por Deus, pelo Príncipe e pelo Mestre não é anedótico; ele é propriamente uma imposição da qual ninguém pode escapar. Não se escolhe prestar culto à divindade, submeter-se à autoridade ou aderir a um mestre; isso se impõe.

Foi fazendo "bricolagem" com o protocolo da hipnose que Freud descobriu sua mola propulsora: se os seus pacientes se autorizam a

---

25 Platão. Gorgias, 452d. In Œuvres *complètes* (t. I, p. 383). Paris: Gallimard.
26 Platão. Banquete, 216e-217a, *ibid.*, p. 755.

lhe confiar todos os pensamentos, incluindo os mais íntimos e os mais absurdos, é que são impelidos a isso: eles são tomados por uma expectativa crédula.

Sem nos darmos conta, seríamos arrebatados por uma expectativa crédula, uma *gläubige Erwartung*,[27] cujas manifestações são o gosto pela metafísica, pela "servidão voluntária" e pela verdade ou pelo sentido. Assim, na relação com o psicanalista são condensadas as expectativas de um Deus, de um Príncipe e de um Mestre.

A extrema sagacidade de Freud quando ele percebeu, muito cedo, o que estava em jogo na ligação terapêutica é, portanto, espantosa.

É isso que o deixa intrigado quando, em novembro de 1882, Breuer lhe faz o relato da história de Anna O; em seguida, com Emmy, quando descobre a ascendência da relação médico-doente nos resultados do tratamento que se atenuam com sua interrupção. Enfim, foi por ocasião de um incidente que descobre a natureza deste vínculo:

> *Um dia, escreve, eu tive uma experiência que me mostrou da forma mais inconveniente o que eu suspeitava havia muito tempo. Como havia acabado de liberar de seus males uma de minhas dóceis pacientes, em quem a hipnose tinha permitido as proezas mais bem-sucedidas, relacionando suas crises dolorosas a suas causas passadas, a minha paciente, ao despertar, lançou seus braços em volta de meu pescoço. A entrada inesperada de alguém do serviço nos evitou uma penosa explicação... Eu tinha o espírito bastante frio para não atribuir esse evento à minha irresistibilidade pessoal e pensei que agora tinha*

27 Freud, S. Conférence du 12 décembre 1904. In *GW*, *V*, p. 14.

> *compreendido a natureza do elemento místico que opera por trás da hipnose. Para afastá-lo ou ao menos isolá-lo, eu devia abandonar a hipnose.*[28]

Ele levantou essa questão pela primeira vez no final dos *Estudos sobre a histeria*: "Resta-me enfim tratar de um assunto ao qual cabe, na realização dessa análise catártica, um papel importante e embaraçoso".[29]

Freud não desconhece a novidade do que propõe e o risco que incorre ao falar dela: a pessoa do médico suscita pensamentos e afetos. Ele próprio demora a reconhecer o desafio de sua descoberta. Retorna a ela cinco anos mais tarde quando da redação de *Dora*: "Um número considerável de estados psíquicos anteriores são revividos, não como estados passados, mas como relações atuais com a pessoa do médico".[30] E prossegue: "O tratamento psicanalítico não cria a transferência, ele apenas a desmascara".[31]

Especifica alguns anos mais tarde:

> *Não é preciso acreditar que a análise cria a transferência e que esta se produza apenas na análise. A análise não faz mais do que descobrir e isolar a transferência. A transferência é um fenômeno humano geral. Ela domina todas as relações de uma dada pessoa com seus próximos.*[32]

A descoberta freudiana subverte a concepção comum do homem: o homem não é "um todo perfeito e solitário", ele é feito de suas

---

28 Freud, S. Ma vie et la psychanalyse. In *GW, XIV*, pp. 52-53.
29 Freud, S., & Breuer, J. Études sur l'hystérie. In *GW, I*, p. 307.
30 Freud, S. *Dora*. In *GW, V*, pp. 279-280.
31 *Ibid.*, p. 280.
32 Freud, S. Ma vie et la psychanalyse, *op. cit.*, pp. 67-68.

transferências passadas e atualizadas na situação presente. Tão logo falamos, inclusive quando nos entregamos a algum "monólogo interior", endereçamo-nos a um Outro em quem nosso discurso encontra sua determinação. A transferência é uma inclinação espontânea e irredutível, no fundamento da experiência humana. Mantemos um laço imanente e imediato com uma alteridade subjetivada, à qual previamente nos assujeitamos. Há o nascimento de um "sujeito" unicamente porque cada um de nós não pode se impedir de recorrer a um Outro que disporia do sentido das palavras. A transferência é a demanda a esse "sujeito suposto saber" que diria, enfim, esse sentido do qual nos vemos privados.

- O sintoma

Nada manifesta melhor a realidade da transferência que o sintoma, essa limitação ou alteração das ações e dos pensamentos que "todos os esforços intelectuais conscientes e voluntários não conseguem nem [...] reduzir nem [...] suprimir"[33] e que é a razão mais comum das demandas de consulta.

Contudo, o sintoma não é um evento já consumado que seria suscetível de ser relatado em seguida. O relato do sintoma não lhe é exterior e inclui seu lugar de endereçamento: nossos sintomas estão ligados àqueles aos quais nós os endereçamos.

Quando produzo um sintoma, não somente ele me define para além do que eu quero realmente reconhecer, mas se mostra determinado por minha relação atual com esse ou aquele personagem de minha vida afetiva. Se me apresso em ir comprar minhas *viennoiseries* de manhã e se, em vez de ir à padaria, como foi minha intenção, fico verificando mil vezes se tranquei a porta da casa, não posso deixar de pensar que, mesmo querendo agradar minha namorada, eu também resisto a essa intenção.

33 Freud, S. *Dora*, *op. cit.*, p. 214.

O sintoma é esta alteração repentina que mostra que nossos pensamentos e nossas ações não são inteiramente racionais. É uma restrição imprevisível que perturba nossas previsões, mas que não desconhecemos, pois um sintoma só assume essa condição em sua repetição. Não é a primeira vez que me vejo verificando a fechadura da porta de minha casa.

E é justamente por não ser a primeira vez que o sintoma é dito sobredeterminado [*surdéterminé*], isto é, regido por uma determinação múltipla, em que se associam à atual relação com minha namorada transferências passadas assim atualizadas. Como se andássemos sempre com um passado que não renunciaríamos a reiterar sem antes poder objetivá-lo de maneira precisa e compreender suas motivações, passado obscuro, por assim dizer, que dá a cada um de nós o sentimento de ser submetido a compulsões que não somos capazes de corrigir. "O destino, assim escreve Sêneca, conduz quem o quer e arrasta quem não o quer".[34]

O sintoma é, assim, o que dá persistência ao nosso diminuto ser e o distingue em sua singularidade. "Ele é", escreve Rousseau, "o que me torna outro, diferente".[35] "Existem atos humanos, precisa Gombrowicz, aparentemente desprovidos de qualquer sentido e que, no entanto, são necessários ao homem na medida em que o definem."[36]

Contudo, há um paradoxo do sintoma: queixamo-nos dele e o tomamos como pretexto para uma consulta ou para um tratamento analítico. E, ainda assim, isso não significa querer nos livrar dele, não somente porque constitui o índice secreto de nossa identidade, mas porque é o lugar inominável de nosso gozo. Escreve Freud:

---

34 Sêneca. (1969). *Lettres à Lucilius* (107, p. 563). Paris: Les belles Lettres.

35 Rousseau, J.-J. (1973). *Les Confessions*(I, 1, 2, p. 33). Paris: Gallimard.

36 Gombrowicz, W. (1962). *La Pornographie* (p. 65). Paris: Julliard.

> *Como o sonho, [...] o sintoma representa alguma coisa como realizada, uma satisfação à maneira infantil, mas por uma condensação levada ao extremo. Não é surpreendente que tenhamos dificuldade em reconhecer no sintoma a satisfação libidinosa presumida e sempre confirmada.*[37]

O sintoma é a experiência de um gozo. Não se trata de uma experiência de prazer, no sentido de uma descarga que reduz as tensões internas, cujo modelo é a saciedade, mas de uma espécie de prazer paradoxal.

Se prestarmos atenção, acrescenta Freud, vamos notar que o sintoma se refere à nossa vida infantil, não a seus fatos históricos, mas a uma espécie de mistura de elementos de realidade e de fantasias que dizem respeito, em primeiro lugar, a "observações relativas às relações sexuais dos pais".[38] A criança não poderia deixar de se situar em relação à vida sexual de seus pais, para *suplementá-la*. Eu me explico.

Veja o sintoma que conduziu Dora até Freud: era uma dispneia* surgida por volta dos oito anos de idade, transformada em acesso de tosse por volta dos doze anos, seguida por acessos de tosse com afonia completa aos dezoito anos, quando, pressionada pelo pai, ela vem se consultar.

Então, de maneira bem incidental, as "razões" do sintoma são esclarecidas. Como sua paciente sublinha "uma vez mais" o quanto a amante de seu pai o ama apenas "por ele ser um homem rico", Freud ouve, graças à palavra utilizada, *Vermögen*, "fortuna", "potência", que, inconscientemente, Dora atribui ao pai, doente, uma

---

37 Freud, S. Introduction à la psychanalyse, *op. cit.*, p. 381 (grifo nosso).
38 *Ibid.*, p. 345.

provável impotência que impõe à sua parceira uma maneira específica de satisfação sexual.[39]

Os acessos de tosse de Dora, provocados por cócegas na garganta, cedem depois de uma intervenção de Freud, que os articula a uma satisfação sexual *per os* (pela boca).

Dora então se lembra de ter sido uma "chupadora" de dedos e se via ainda chupando seu polegar esquerdo enquanto puxava a orelha do irmão com a outra mão.

Em seguida vem um sonho: "Há um incêndio na casa, meu pai está de pé diante da minha cama". Ora, esse pai a despertava à noite para que ela não molhasse os lençóis. Dora dava um jeito para que seu pai a fosse encontrar no quarto: ela se colocava no lugar da sua mãe para saciar seu pai *per felatio*, o que é um modo de satisfação acessível à imaginação de uma criança de cinco anos cuja esfera oral é ainda pregnante nesta idade.

Dora, a partir de pequenos indícios ouvidos, encena a realização do desejo suposto do pai ao qual ela assegura o gozo num plano metafórico. O sintoma é "o signo e o substituto de uma satisfação pulsional que não se produziu".[40]

Mas, como toda criança, Dora não podia agir de outra maneira. Sem o saber, ela teve de considerar se oferecer para substituir a mãe absorvida pelo trabalho doméstico, como pensará que deve se oferecer ao marido da amante de seu pai para compensar a ausência da amante diretamente encarregada de saciar seu pai.

A criança não pode agir de outra maneira: ela é tomada por uma obrigação coercitiva. Escreve Proust:

39 Freud, S. Dora, *op. cit.*, p. 207.

40 Freud, S. Inhibition, symptôme et angoisse, *op. cit.*, p. 118.

> *Na educação que me davam, [...] a ordem das faltas não era a mesma que na educação das outras crianças e me haviam habituado a colocar antes de todas aquelas faltas cujo caráter comum, segundo compreendo agora, era que nelas incorresse ao ceder a um impulso nervoso [...]. Eu as reconhecia tanto pela angústia que as precedia como pelo rigor do castigo que as acompanhava.*[41]

Ora, essa angústia era o correlativo do apetite de sua mãe abandonada pelo marido: "Mas vá com ele então", responde o pai à mãe que acaba de surpreender o narrador no alto da escada, "já que você dizia justamente que não tinha vontade de dormir, fique um pouco no quarto dele, não preciso de nada".[42]

Se a atitude dos pais induz facilmente na criança a convicção de que deve contribuir para o gozo deles, o fato é que toda criança, independentemente da realidade de seus pais, é tomada por essa convicção. Toda criança empenha-se em "inventar" o sintoma que, somando-se ao gozo suposto dos pais, realizaria seu gozo ideal. O sintoma é esta parte de si mesma que a criança oferece ao casal parental para que ele fique saciado. Uma criança que consegue, como Dora ou Marcel, que um de seus pais venha ficar com ela em seu quarto busca simplesmente satisfazê-los: se eles respondem à sua demanda, é que eles próprios são demandantes.

Por exemplo, um rapaz, que tinha começado um tratamento por causa de uma dispneia que se desenvolveu após uma relação recente com uma mulher, recorda-se um dia de uma cena: ele está sozinho num quarto, não sabe onde, e repentinamente ouve sua mãe rir, sem vê-la – riso que de imediato induz à ideia de que ela devia ter um amante. Pouco depois, surge um sonho do qual acorda

41 Proust, M. (1987). *Du côté de chez Swann* (p. 33). Paris: Gallimard.
42 *Ibid.*, p. 36.

com uma sensação de sufocamento: ele estava fazendo uma felação no seu pai.

A monopolização da vida doméstica, pela mãe, em Dora, por um suposto amante, no caso deste paciente, obriga tanto um como o outro a compensar esta indisponibilidade para o pai, como se a criança devesse agir de maneira a que esses dois pais fossem saciados. O sintoma é o saber suposto do que conviria ao gozo do Outro; ele é esta parte de si própria que a criança oferece ao casal parental para garantir seu gozo. A criança não pode deixar de saciar seus pais, a começar por aquele que lhe parece estar sofrendo mais. O sintoma é o traço visível deste imperativo.

Não se trata de uma tese metafísica, mas da desmontagem experimental dessa imposição: há sintoma porque a criança deve responder ao apetite de gozo suposto do Outro.

Claro, quando Dora vem se consultar com Freud, não dispõe da significação de seu sintoma; conhece apenas a coação: ela não pode deixar de tossir. Seu sintoma é apenas uma mensagem enigmática que ela espera ser decifrada.

O fantasma que preside a composição do sintoma organiza-se a partir de enunciados ouvidos nos bastidores: não supomos nas mensagens publicitárias ou políticas uma expectativa que nos diz respeito e que deveríamos cumprir?

Compreendemos então a observação de Freud: desde que esse Outro encontre os meios de se personificar nos traços de algum Deus, de algum príncipe ou de algum Mestre e que as modalidades prescritas do sacrifício sejam seguidas ao pé da letra, não haveria talvez necessidade para nós de produzir quaisquer outros sintomas como aqueles relacionados aqui. Afora isso, bem antes que um Deus, um Príncipe ou um Mestre possam ocupar o lugar do Outro, a realidade dos pais já interveio como primeiro interlocutor da criança.

Se o sintoma se alimenta da relação atual com este ou esta que vem encarnar o Outro, ele não deixa de articular seu material com as relações passadas.

Mas o sintoma é também nossa maneira de inventar o Outro, de agir como se houvesse um Outro. Uma analisanda me contou um dia que tinha sido abusada na infância por um amigo dos pais. Essas carícias sexuais tinham sido rememoradas depois de uma leitura em sala de aula de um texto que narrava uma história semelhante. Mas ficou claro que o horror não se referia ao que vivera na realidade, pois essas carícias, pelo contrário, tinham sido agradáveis, mas à convicção de que, por interesse, seus pais tinham sido os cúmplices.

Outra analisanda havia começado um tratamento logo depois de três defenestrações num contexto, apesar de tudo, banal: ela tinha sempre o sentimento de que a relação com seu amante do momento "terminava subitamente". Depois da supressão de uma recordação encobridora, pôde enfim mensurar o que até então tinha sido para ela *o* trauma que organizava sua vida: estava convencida de que nada era possível com um homem por ter sido abusada pelo pai. Claro que não! Como a remoção da amnésia infantil bem sublinhou. Aquilo havia "terminado subitamente", mas no imaginário: sua mãe havia chegado de maneira inopinada na proximidade do lugar da casa onde ela estava com o pai; pela conversa entre eles, a mãe deduziu que seu pai estava prestes a praticar com ela algo vergonhoso, mas nada tinha acontecido.

O sintoma é o efeito de palavras ouvidas; um simples esbarrão de "significantes". Ele não se inscreve no fio de nenhum sentido, não responde a nenhuma finalidade e não constitui a etapa de nenhuma salvação. Se, mais frequentemente, ele é vivido como um sacrifício oferecido ao Outro, não é a oportunidade de nenhuma redenção: é um sacrifício inútil. O sintoma é para cada um o que a história é para todos, o altar, para retomar a palavra de Hegel, sobre o qual foram sacrificadas a felicidade dos povos, a sabedoria dos Estados e a virtude dos indivíduos. Mas, assim como para o sintoma, esses "monstruosos sacrifícios foram realizados para nada".[43]

No mínimo, o sintoma confirma em todo caso a realidade da alteridade que nos constitui e lhe somos tão mais fiéis quanto mais ele for uma das fontes de nosso gozo; ele nos é tão "natural" como o comer ou o beber; mesmo a forma como comemos ou bebemos é condicionada por ele.

- O gozo

A transferência, o sintoma, todos nós vemos mais ou menos de que se trata. Em resumo, a linguagem induz à ideia de que haveria um pouco mais de sentido em depósito nalgum lugar, e para legitimar essa crença produzimos um "sofrimento" misterioso que nos pressiona a nos endereçar àqueles que disponham desse sentido em depósito.

O gozo é este "sofrimento" misterioso. Mas em que ele difere do prazer? Digamos que o prazer é uma experiência cuja causa podemos precisar; geralmente ela está do lado de um objeto que podemos identificar. Quando me disponho a degustar um Chablis, eu sei que vou ter prazer.

O gozo é diferente. Como Freud logo sublinha, desde 5 de outubro de 1895, o gozo não se funda tanto na disponibilidade de um objeto quanto na "atenção de uma pessoa salvadora [*secourable*]".[44] Não é tanto o objeto que importa, mas a "pessoa" suscetível de fornecê-lo e que retira algum prazer da operação.

43 Hegel, G. W. F. (1965). *La Raison dans l'Histoire* (p. 103). Paris: Plon.

44 Freud, S. Esquisse d'une psychologie scientifique. In *GW, XIX*, p. 457.

Tomemos o sintoma de Emma Eckstein: ela não pode entrar *sozinha* numa loja.[45] Ela se recorda primeiro de que, na época da puberdade, tendo entrado *sozinha* numa butique, confrontou-se com dois vendedores às gargalhadas e, em pânico, pensando que caçoavam de suas *roupas*, tendo um deles, além disso, exercido sobre ela atração sexual, foi embora. Recorda-se em seguida de que, aos oito anos, tendo entrado *sozinha*, *duas vezes*, para comprar doces numa mercearia, o comerciante, rindo, teria colocado a mão, por meio das *roupas*, nos seus órgãos genitais. Teria ali retornado mais uma vez, para em seguida se recriminar de tê-lo feito. O que nos diz Emma?

Que o quitandeiro, contrariamente ao que poderíamos acreditar, funciona para ela como uma "pessoa salvadora", suscetível de lhe oferecer o objeto esperado, os doces, ao mesmo tempo que manifesta uma demanda, aqui diretamente sexual, que a criança não só não lhe recusa, mas consente em satisfazer a ponto de retornar à quitanda.

Essa cena está na ordem das coisas para a criança: os pais respondem às expectativas de seus filhos, satisfazem seus desejos de objetos, ao mesmo tempo que se beneficiam disso: pedem à criança um abraço, um beijo, mimos etc.

Cinco anos mais tarde, aos treze anos, diante dos *dois* empregados risonhos, um dos quais um lhe causa atração, mais uma vez viu-se diante do que ela supõe ser um apelo do Outro e é um "excesso de prazer" que a obriga a fugir. Nesse mesmo dia, Freud distingue a cena mais antiga, dita A, da cena mais recente, dita B, chamando a segunda o substituto, o símbolo, da primeira.[46]

Ora, se prestamos atenção no relato das recordações de Emma, ouvimos de uma cena para a outra uma repetição de "palavras":

---

45 *Ibid.*, pp. 445-447.
46 *Ibid.*, p. 440.

"sozinha", "entrar", "homem rindo", "dois", "roupa" etc., que pode nos fazer suspeitar de uma cena ainda mais antiga, quando Emma teve de se prestar às carícias de um pai ou de alguém próximo em troca de um objeto.

Releia agora a cena em *Du côté de chez Swann* quando o narrador chega em casa num dia de inverno: vendo que ele tem frio, sua mãe lhe propõe, *contra* seus hábitos, tomar um pouco de chá e manda buscar uns bolinhos gordurosos chamados "petites madeleines". O gosto do bolo amolecido no chá faz, então, ressurgir a tia Léonie e o domingo de manhã em Combray.[47] Ainda que as palavras "petite madeleine" tivessem sido bem pronunciadas por sua mãe, depois de muito provavelmente tê-lo sido por tia Léonie, não é a visão do bolo que está na origem da recordação e faz vir à memória o "prazer delicioso", tendo mesmo o narrador mencionado que o via com frequência "nas prateleiras das confeitarias", mas a demanda do Outro, primeiro a da tia Léonie, em seguida a da mãe, que, *contra* o hábito do narrador, fazem-no tomar um pouco de chá. No gozo, não é tanto o objeto da pulsão que conta, doces, *petite madeleine* amolecida no chá, mas a demanda da "pessoa salvadora".

Freud explicita essa questão em 1905. A criança, sublinha ele, é, desde o início, um *corpo gozado pela mãe*.

> *As relações da criança com as pessoas que cuidam dela lhe são uma fonte contínua de excitações e de satisfações sexuais que partem das zonas erógenas. E isso ocorre quanto mais a pessoa encarregada dos cuidados (geralmente a mãe) manifeste à criança sentimentos que derivam de sua própria vida sexual: ela a abraça, a embala*

47 Proust, M. *Du côté de chez Swann* (I, pp. 44-47), *op. cit.*

> *e claramente a considera como o substituto de um objeto sexual completo.*[48]

Há gozo, e não prazer, porque a satisfação da criança assume essas condições não do objeto da necessidade, o leite materno, mas do gozo da mãe.

Continuemos o texto de Freud:

> *Uma mãe ficaria nitidamente surpresa se lhe dissessem que desperta com sua ternura a pulsão sexual de seu filho, determinando sua intensidade futura. Ela acredita que seus gestos atestam um puro amor assexuado no qual a sexualidade não tem qualquer participação.*[49]

Portanto, o objeto desejado não é tanto o objeto da necessidade, mas a "pessoa salvadora" encarregada de fornecê-lo e cuja realidade está dividida[50] entre uma parte inassimilável, chamada por Freud "a Coisa", que é a prova do gozo da mãe, e uma parte perceptível constituída de elementos de seu corpo: odor, textura da pele do seio, olhar, voz etc.

Desse gozo, dessa "Coisa", a criança não conhece mais do que a experiência indizível da qual ela é a condição, enquanto pode identificar os elementos do corpo da mãe que a confirma: brilho de um olhar, timbre de uma voz, odor de um seio. Uma mãe que dá o peito manifesta seu gozo por um brilho do olhar, um timbre de voz etc.

Esses elementos são os signos do gozo da mãe ou do Outro, que cada um de nós vamos buscar em parceiros sucessivos: queremos ver no olhar do Outro que o Outro goza ao nos ver; e se temos de

---

48 Freud, S. Trois essais sur la théorie de la sexualité. In *GW*, *V*, p. 124 (grifo nosso).
49 *Ibid.*
50 *Ibid.*, p. 457.

obter repetidamente o gozo de nossos parceiros ou parceiras, é que esse gozo permite e legitima o nosso. É do meu gozo que o Outro extrai seu gozo de mim.

Tanto o "desejo" quanto o gozo vêm do Outro. É porque há "desejo" no Outro que eu me revelo desejante[51] e é porque o gozo está primeiro do lado do Outro que ele vem de meu lado.

Quando a criança mama no seio da mãe, esse prazer inclui o prazer sentido pela mãe em ser mamada. A satisfação da pulsão, aqui a pulsão oral, tem como condição não somente a presença do objeto da necessidade, o leite, mas do *mais* de prazer extraído pelo Outro. É muito provável que uma mãe sem prazer em dar de mamar extinguiria o apetite da criança. Não é pela estética que o enunciado do cardápio e a apresentação dos pratos contribuem para dar água na boca dos convidados, mas por meio do gozo obtido pelo cozinheiro em sua preparação.

Contudo, o gozo não é um; ele é triplo: há o gozo *pulsional*, que se constitui na relação precoce com a mãe; o gozo *fálico*, que ordena a economia sexual, mas também o acesso à realidade de uma comunidade linguística, e que se instala no tempo em que um terceiro, mais frequentemente o pai, torna-se o referente da mãe; e um gozo *outro*, que se traduz por manifestações corporais indizíveis. Qualquer que seja a modalidade do gozo, ele se articula sempre com um "objeto" que Freud designa servindo-se da palavra reverenciada nos antigos mistérios: o falo, o objeto inominável que saciaria a mãe e

---

51 *Desirant*, em francês. Como se sabe, a palavra *desejante* não existe em português, cujo sentido é coberto pelo adjetivo desejoso. Mas o conceito de *production désirante*, desenvolvido por Gilles Deleuze e Félix Guattari foi traduzido por "produção desejante", e os psicanalistas lacanianos igualmente fazem uso do mesmo neologismo, assim como de outros: por exemplo, *analisante* (*analysant*), em vez de *analisando*. [N.T.]

que o pai deveria representar,[52] mas que seguramente se distingue do pênis.

- O gozo pulsional

Vimos que a criança para a mãe não é apenas uma série de pulsões parciais a satisfazer: pulsão oral, anal, escópica (o olhar), invocante (a fala) etc., mas é também um objeto sexual, e assim, enquanto a criança goza *no modo pulsional*, a mãe goza *no modo sexual*.

Um dia, um analisando se pôs de repente a assobiar na sessão. O título dessa música lhe viera incidentalmente na sessão precedente. Contou que estava impotente e satisfazia sua namorada por cunilíngua desde que esse estribilho passou a atormentá-lo. Pouco depois surgiu, durante um sonho, a palavra "arçon" [arção], que, depois de algumas associações gímnicas, chegou ao apelido que sua mãe utilizava para chamá-lo quando era um *petit garçon* [garotinho]: "mon petit narçon". A cauda do [g] tinha sido cortada. A este "significante" logo foi adicionada a visão de uma cena para além da amnésia infantil: o analisando se "vê" bebê, segurado pela mãe nas axilas e embalado para cima e para baixo ao ritmo da melodia incriminada, enorme sexo ereto e masturbado. O surgimento sub-reptício do título da melodia na transferência tinha ocasionado a lembrança do estribilho e, em seguida, a produção de um sonho no

52 O termo *phallus* (falo), que se refere ao emblema de Dionísio, significa o clarão, a turgescência, significação recuperada pela palavra latina correspondente: *fascinum*. Era um termo religioso utilizado pelos gregos no quadro das festas dionisíacas; não era uma palavra da língua corrente. Para designar o pênis os gregos diziam *péos*, *érébinthos*, *kerkos*, *aidoia* etc., os romanos, *pudenda*, *penis* etc. O falo era também o emblema de Príapo, o filho sempre em ereção de Dionísio, mas também de Hermes, o deus da passagem, da interpretação (hermenêutica), da incompreensão (hermético) e de seu filho Pã, o deus do. [N.T.]do, com o apetite sexual nunca saciado. Esta palavra foi utilizada por Freud para designar o objeto que suscitaria e preencheria o desejo.

qual se inscrevia a palavra "arçon", que, por sua vez, remetia ao significante "narçon". Em seguida à minha intervenção que sublinhou o fato de a cauda do [g] ter sido arrancada, operou-se uma remoção da amnésia infantil e apareceu a cena da criança reduzida à função de apêndice maternal, cena esta cuja ativação, antes de ser rememorada, tinha induzido no analisando uma impotência que o levou a satisfazer sua parceira *per os*.

O gozo pulsional articula-se assim com o gozo da mãe e nele o inclui como sua condição: o gozo pulsional da criança é, portanto, imediatamente organizado pelos "significantes", as "palavras" do gozo sexual da mãe.

Na cena narrada por Proust, o gosto de bolo amolecido pelo chá está articulado ao "significante" *petite madeleine* pronunciado pela mãe e antes dela pela tia Léonie. Na cena acima, na qual a criança de alguns meses, embalada para cima e para baixo, serve de vibrador para sua mãe, da qual provém diretamente o "significante" "arçon". Não é a visão da pequena *madeleine* que traz de volta o "prazer delicioso", o narrador tendo-a entrevisto frequentemente nas prateleiras das confeitarias, como não é a melodia que traz de volta a recordação em meu paciente; é a evocação do nome do bolo ou do título da melodia.

A memória do afeto lhe é dada pelo "significante", a "palavra" que lhe está associada e que é um "significante" da mãe: o gozo pulsional está articulado com os "significantes" do gozo do Outro.

A criança se oferece como boca a ser alimentada para saciar sua mãe, como boca que mordisca seu seio do qual ela recebe aprovação; como olhar, sorriso, que contenta seu olhar; como balbucios, murmúrios, que contentam seu ouvido etc.

A "pulsão" oral da criança tem outro alcance além da satisfação da fome; ela se dirige para algo além do prazer da saciedade e das sensações cinestésicas labiais e bucais. Ela quer responder a uma "necessidade" no Outro. A criança come para nutrir sua mãe.

A "pulsão" anal tem outro alcance além da satisfação da defecação; ela contém algo para além do prazer da retenção e da expulsão como sensações cinestésicas* das bordas do ânus. Ela quer responder à "demanda" no Outro. O acesso à limpeza é, em primeiro lugar, um apelo do Outro, às vezes formulado antes mesmo que a criança possa responder a ele ou ordenado de forma tão imperativa que parece ser a única coisa que importa ao Outro, a ponto de as fezes às vezes se tornarem o suporte de sua relação.

A "pulsão" escópica tem outro alcance além da satisfação da visão; ela contém um para além do prazer da contemplação. Ela quer se ver no olhar do Outro e assim responder à sua "potência". Não buscamos sempre no olhar daqueles a quem damos alguma importância o reflexo de nossa existência?

A "pulsão" invocante tem outro alcance além da satisfação glótica e auditiva; ela contém um para além no prazer da expulsão e da percepção dos sons. Ela quer se ouvir no Outro e responder à sua "prescrição". Não buscamos sempre nas vozes daqueles a quem damos alguma importância a satisfação de ter nos ouvido?

Desde o nascimento, a criança se acalma pela visão do olhar ou pelo som da voz de sua mãe. Com duas semanas, sorri à percepção de seu bem-estar, com três meses, sorri ao perceber sua doce e acariciante entonação.

Retomemos a fórmula: a criança se oferece como boca a ser alimentada para saciar sua mãe. Há entre a criança e a mãe um verdadeiro "comércio" que necessariamente se estabelece no excesso, no para além do princípio do prazer. Muitas mães arrematam a pulsão oral da criança pelo preenchimento de uma necessidade imaginária e esperam, acima de tudo, que seu filho "coma", "aproveite": uma colherzinha *pro* papai, outra *pra* mamãe...

A criança só faz a mãe gozar se ela come, defeca etc. Um paciente veio me ver por conta de um sintoma bastante banal, apesar de tudo: ele não tinha certeza se deveria se casar ou mesmo ter um filho com a moça com quem há anos compartilhava sua vida. Gradualmente, torna-se claro que, apesar de viver bem com essa moça há anos, ele "se vira" para não fazer amor com ela; não que não tenha vontade, mas sempre que a ocasião se apresenta, ou ao menos quando a ocasião é induzida pela moça, encontra mil pretextos para se esquivar. Não consegue. Em vez disso, todas as vezes é tomado de uma súbita vontade de ir ao banheiro onde evacua fezes abundantes. Em seguida, abatido pela vergonha, retorna até sua companheira e se entrega a um ritual de penitência em que se flagela com um cinto e se mortifica, injuriando-se. Então sua amiga, tornando-se parte interessada na situação, o consola. Depois de alguns instantes, carícias são trocadas e se masturbam reciprocamente. Jamais pôde falar com sua companheira desse ritual que se impôs desde o começo de sua relação e do qual ela participa sem uma palavra, mas, ele pode acrescentar, com um lampejo de satisfação no olhar de vê-lo humilhado.

O gozo pulsional choca-se, portanto, para dizer o mínimo, com a ideia de harmonia, e a primeira função do gozo fálico é de vir colocar um limite nesse apetite indefinido do Outro.

Mas esse segundo gozo é estabelecido sob o efeito da relação da mãe com o pai, uma relação que justamente institui algum tipo de limite: a função do pai permite à criança se livrar de estar a serviço do gozo do Outro.

- O gozo sexual ou fálico

Se esta segunda modalidade do gozo impõe limite aos excessos da primeira, é também aquela que assegura nossa articulação com a realidade de nossa comunidade linguística.

Se a mãe é suscetível de ser saciada por outra coisa além de seu filho, ela lhe indica a série indefinida das "palavras" que aparecem em seu discurso referindo-se a tantos objetos apropriados ao seu desejo. Não somente o pai, mas os outros parceiros de sua vida afetiva, de sua vida profissional, de sua vida social etc. Cada "palavra" da mãe é, ao mesmo tempo, o indicador de um objeto do mundo e o indicador de um desejo parcial da mãe.

A relação do "sujeito" com os objetos do mundo é, assim, intermediada pelo desejo da mãe, que é o primeiro Outro de sua história:

Outro

"Sujeito" Objeto

Se o gozo ordenado a partir da ausência da mãe, cativada por outra coisa além do filho, é chamado gozo *sexual* ou *fálico*, é porque ele é o efeito desta separação que obriga a criança a se abrir para o mundo a fim de apreender os objetos do mundo por meio das palavras que cativam a mãe. É isso a sexualidade.

Sexualidade vem de *seco*: cortar, amputar, separar. A sexualidade, contrariamente a uma opinião muito difundida, não significa libertinagem, mas a separação da criança da mãe, a possibilidade que lhe é oferecida de se libertar de estar a serviço do gozo de sua mãe e, em seguida, de todos os Outros que virão depois.

Portanto, essas duas palavras, "falo" e "sexualidade", em nenhum caso se referem ao que frequentemente imaginamos. O falo não é, em nenhum caso, o pênis, mesmo que este possa representá-lo, e a sexualidade não é, em nenhum caso, a genitalidade, mesmo que esta decorra daquela.

O gozo sexual, contrariamente ao gozo pulsional, não se refere, assim, ao Outro como tal, mas ao que afere sua falta e que designa o falo.

É a introdução pela mãe de um terceiro na sua relação com a criança, já sob a forma do enigma de sua ausência, que obriga a criança a lidar com a ausência como tal, que a remete à causa dessa ausência, que, para além de todas as causas empíricas a serem relevadas no discurso da mãe, a remete ao puro símbolo da ausência como causa do desejo da mãe. É esse puro símbolo da ausência que o falo nomeia.

Em uma palavra, a criança tem de lidar com a ausência da mãe – ela não responde mais a suas solicitações – e com a causa dessa ausência: a mãe fica com o pai, com seu emprego, com outras "realidades" que ela nomeia ao retornar. É essa determinação da mãe de ir a outro lugar e dizer algo a respeito para seu filho que o leva a se abrir para o mundo.

Essa compreensão pela criança de que o gozo da mãe não se reduz a ela ensina uma operação de separação que abre a possibilidade do gozo sexual e especifica sua condição: as "palavras" ou os "significantes" do Outro.

Quando fazemos amor, a relação com nossos parceiros é mediada pelas cadeias de linguagem: seu corpo nos aparece por meio das palavras, é fragmentado por palavras (seio, anca, nádegas, púbis etc.), e parece-nos que gozamos apenas desses fragmentos, mesmo que o experimentado na primeira pessoa seja mais amplo durante o orgasmo. É por isso que não há relação sexual: conhecemos nosso parceiro ou parceira apenas por meio das palavras que os representam para nós e que nos separam deles.

- O gozo outro

No entanto, o prazer sexual não é evidente por si mesmo, especialmente para as mulheres, e essa dificuldade ainda é uma questão de linguagem.

Por razões que nos escapam, desde a origem dos tempos a mulher constitui um problema, ou melhor, as línguas têm um problema com a mulher: nenhuma delas dispõe da palavra que permitiria dizer o que ela é; elas dizem apenas os atributos da mãe e da esposa. Daí o aforismo: a mulher não existe.

Aparentemente o homem não tem essa dificuldade; a língua lhe indica os atributos da virilidade: forte, corajoso etc.

É verdade que os mitos das origens contam que a mulher teria sido criada depois do primeiro homem, para distraí-lo de seu tédio. A mulher vem depois; ela não seria mais do que a companhia do homem e a mãe de seus filhos: *gyné* é a mulher enquanto unida ao homem. Escreve Rabelais:

> *Quando eu digo mulher, [...] eu digo um sexo tão frágil, tão variável, tão mutável, tão inconstante e imperfeito, que Natureza, quando moldou a mulher, parece ter-se afastado desse bom senso com o qual tinha criado e formado todas as coisas. E, tendo pensado nisso, não sei como concluir, senão que, ao forjar a mulher, ela levou mais em consideração o deleite social do homem e a perpetuidade da espécie humana do que a perfeição da feminilidade individual.*[53]

Platão chegou ao ponto de fazer da mulher um homem que teria sido castigado (*Timeu*, 90d).

---

53 Rabelais (1955). *Le. [N.T.]ers Livre, XXXII* (p. 445). Paris: Gallimard.

Não encontrar na língua palavras para definir a mulher torna difícil a identificação feminina. Não é a falta do pênis que está na origem dessa dificuldade, é a falta de palavras, mesmo que essa dificuldade seja atribuída à falta de pênis.

Se os homens parecem mais afortunados, se têm palavras para qualificar seus atributos, eles não têm, no entanto, nenhuma que diria sua essência de homem: podem se identificar com traços da virilidade, mas jamais estarão seguros de ter efetivamente essa virilidade. Esse é o problema de Don Juan.

O fato de a menina não encontrar palavras na língua que a definam e só perceber palavras que se referem a seu papel eventual de mãe ou de esposa não deve nos fazer esquecer que o menino só encontra palavras que dizem seus atributos, e não a que diriam sua essência.

Vemos que tanto para uma menina como para um menino, ainda que para ele de maneira menos massiva, a questão da identificação é delicada e conduz inexoravelmente a se voltar para um Outro que teria o poder de dizer essas palavras que faltam: cada um espera a "palavra" que diria sua essência de mulher ou de homem.

Se existe apenas uma neurose, a histeria, da qual a obsessão é um dialeto, é que estamos, mulher ou homem, à espera dessa "palavra". Histeria vem de *ustera*, a matriz, mas essa palavra consona com *usterus*, que significa "o que vem depois", "o que é inferior", "o que é privado de". Aqui, a reivindicação histérica encontra a sua mola propulsora: seu único propósito é garantir a palavra que diria a essência da mulher ou do homem.

Se o homem se oferece à mulher por meio das "palavras" que dizem os atributos de sua virilidade e se a mulher se oferece ao homem por meio das "palavras" que dizem sua realidade maternal, um e a outra se oferecem também como corpo real de um modo certamente mais claro para a mulher do que para o homem, na falta de se oferecer a partir da "palavra" que diria a essência do homem ou da "palavra" que diria a essência da mulher. Essa dimensão do gozo é um gozo suplementar ou outro.

Oferecemo-nos ao Outro como corpo real, não apenas porque não podemos renunciar a saciar o Outro, mas porque a linguagem não diz tudo.

A questão desse gozo outro não é, portanto, de forma alguma imputável a uma essência da mulher, mas a um efeito da língua que diz respeito tanto à mulher quanto ao homem, mesmo sendo mais evidente para a primeira do que para o segundo, já que a língua não diz o que definiria a mulher enquanto especifica os atributos do homem.

Esse gozo, que é exemplar do efeito da subdeterminação da língua pelo real (ele não decorre de uma determinação biológica, mas da linguagem), todos nós o experimentamos até certo ponto quando nos entregamos a excessos a pedido de nossos parceiros ou quando nos entregamos aos excessos do alcoolismo ou da toxicomania.

O fim do tratamento

Há, porém, um para além da transferência, do sintoma e do gozo, e este é mesmo todo o horizonte do tratamento.

Freud ficou perplexo com a manifestação incoercível do sintoma, cujo propósito mais evidente é, apesar de tudo, atrair a atenção do Outro. Para além de seus fins particulares, nossos sintomas teriam como fim comum uma reivindicação que poderíamos definir assim: cada um experimenta a si mesmo como separado dos outros e nunca deixa de produzir algo que trará o reconhecimento de sua distinção.

Que estejamos convencidos de brilhar da maneira mais resplandecente, de ser o mais carente dos homens, de ser o objeto da maior hostilidade ou de ser um lixo sobre o qual nenhum olhar se detém, trata-se sempre de significar o privilégio de estar à parte, de se exibir diferente.

Freud permanecerá cético sobre a possibilidade de uma destruição [*mise en abîme*] desse "rochedo de origem". Depois de Lacan, podemos hoje admitir uma saída, desde que assegurado um esgotamento [*épuisement*] da transferência. Aliás, esse ponto de vista já está presente em Freud, em particular em *A dinâmica da transferência*. Há, então, uma tensão extrema em que, na ambivalência, o analisando exacerba sua relação com o Outro, representado aqui pelo analista, cuja obstinação destrói [*met en abîme*] a reivindicação de cada um de ser um pouco mais que os outros, de brilhar de forma diferente, isto é, de funcionar na perspectiva do narcisismo.

Esta destituição do narcisismo produz o que Freud chama de "castração" (*castrare*, colocar na linha), que proporciona a cada um o alívio de ser apenas um entre os outros, de ser *unus inter pares*, isto é, de não estar mais obrigado a servir ao Outro.

O fim do tratamento coincide com essa aceitação da dimensão simbólica do Outro, essa pura alteridade induzida pela linguagem que assim se revela *sem* demanda.

Devemos convir que esta aceitação da dimensão simbólica do Outro, isto é, a aceitação de sua estrutura de ficção, engendra um modo de organização da pulsão que se articula, para além de todos os gozos considerados, com o que Lacan tentou abordar com o termo de ética do "Bem-dizer". Se não há Outro para responder à questão da "palavra" que diria o que é a essência da mulher ou da virilidade, não há, então, nenhuma necessidade de se obstinar numa postura em que o "sujeito" se aliena na suposta demanda desse Outro para, em troca, obter essa "palavra". O amor é esta covardia moral que aprofunda nossa preocupação com uma identidade definida reconhecida por todos.

Assim, o tratamento analítico destrói [*met en abîme*] a repetição da demanda e se abre à insistência do desejo. Nunca sabemos o que virá nos surpreender, mas é importante estar preparado para responder, ser ousado o suficiente para fazê-lo. O tratamento não pode, assim, nem conformar o "sujeito" a qualquer ideal moral nem lhe propor qualquer soberano Bem: há apenas o singular. Nenhuma paixão identificatória pode servir aqui de suplência: não há "natureza" comum. Nenhuma sociedade pode remediar isso: o desejo é um obstáculo. Todos os arranjos sociais e amorosos estão condenados antecipadamente ao fracasso. A união é ilusão.

A palavra grega para celibatário é justamente a ausência de união, *agamos*, enquanto a palavra latina, *caelebs*, significa sozinho. Uma ética de celibatário[54] é a aceitação dessa solidão que é o efeito irredutível de nossa singularidade. Estamos aqui a mil léguas das expectativas das psicoterapias. Foi certamente Montaigne que, mais do que nenhum outro, se interessou em alcançar essa ética do celibatário em que "nada se faz sem alegria". Desejar e gozar são, portanto, uma única e mesma coisa: "Deve-se ter realmente desejado o que se quer realmente desfrutar".[55]

A aceitação por cada um da destituição de seus ouropeis narcísicos segue de mãos dadas com a indiferença do Outro: "Eu amo a ignorância do futuro e não quero sucumbir à impaciência nem ao sabor antecipado das coisas prometidas".[56]

Freud dizia que o fim do tratamento é poder amar e trabalhar; a fórmula é feliz. Vamos guardá-la.

---

54 Lacan, J. (1974). *Télévision* (p. 65). Paris: Seuil.

55 Montaigne (1967). *Essais* (II, X e III, III, pp. 171 e 332). Paris: Seuil.

56 Nietzsche, F. (1982). *Le Gai savoir* (IV, § 287, p. 195). Paris: Gallimard.

A neutralidade do analista

Vimos que a regra da associação livre supõe e torna necessária a neutralidade do analista. Essa noção, bastante complexa, se refere:

- à atenção igualmente flutuante;
- às reações contratransferenciais ligadas, segundo a expressão de Lacan, ao desejo do analista;
- à intervenção propriamente dita do analista.

Se é a maneira de ser do analista que torna possível a regra da associação livre do analisando, como pode se impor a um ser humano esta maneira de ser, contrária às inclinações mais comuns? É toda a questão da formação dos analistas que se acha aqui interpelada e que não poderei ignorar.

- *A atenção igualmente flutuante*

Muito cedo, desde os primeiros pacientes, mesmo que a sua primeira formulação remonte ao verão de 1899, quando redige *A interpretação dos sonhos*, Freud descobre a necessidade de se situar de maneira idêntica a respeito de tudo que é dito pelo analisando. "O médico", escreveria mais tarde, deve

> *evitar deixar de exercer sobre sua faculdade de observação qualquer influência que seja e confiar inteiramente em sua 'memória inconsciente' ou, em linguagem técnica simples, escutar sem se preocupar em saber se vai reter alguma coisa.*[57]

Daí a obrigação de não tomar notas ou de elaborar algum plano com antecedência, de modo a se deixar "surpreender por todo fato

57 Freud, S. Conseils aux médecins, *op. cit.*, pp. 377-378.

inesperado". Daí também a obrigação de se abster de "dar diretivas",[58] formular julgamentos morais ou se apresentar como o representante de um terceiro,[59] ou até mesmo manifestar alguma compaixão.[60] O analista escuta e suspende seu julgamento.

Freud nos convida a prestar atenção apenas na realidade material dos sons proferidos pelo analisando como eles chegam como conteúdo de percepção auditiva a serem ouvidos sem que tenhamos de nos prender a qualquer outra coisa. Quando *O homem dos lobos* diz "Espe", ele diz "espe", não "Wespe". Essa atenção é crucial, pois separa radicalmente a prática analítica de toda prática psicoterapêutica.

Portanto, a atenção igualmente flutuante visa a obter um evento puro de toda contaminação vinda do analista; é uma atenção *unicamente* aos sons proferidos. "O inconsciente do analista", diz Freud em uma fórmula metafórica, "deve se comportar em relação ao inconsciente que emerge do paciente como o receptor telefônico em relação ao microfone".[61]

- *Do desejo do analista ao desejo de analista*

Com isso, o analista não é certamente menos homem (ou mulher), e toda palavra ouvida pode suscitar-lhe alguma reação em termos de seus valores, de suas referências teóricas, de seus sentimentos, e foi para suspender essa ativação que uma formação "profissional" particular pareceu indispensável.

Lacan mostrou que a noção de contratransferência não era justificada enquanto o analista fosse chamado a essa função por seu desejo. Se o analista, como todo ser falante, é organizado por seu fantasma e, dessa forma, sustentado por um desejo, *seu* desejo, este

---

58 *Ibid.*, p. 386.

59 Freud, S. Le Début du traitement. In *GW, VIII*, pp. 454-478.

60 Freud, S. Les Voies nouvelles de la thérapeutique. In *GW, XIII*, p. 189.

61 Freud, S. Conseils aus médecins, *op.cit.*, p. 381.

desejo, o desejo do analista, é, então, diferentemente daquele do analisando, o desejo de alguém que, em virtude de seu próprio tratamento, conhece sua motivação, e pode-se então esperar que não se deixe ludibriar pelo discurso do analisando.

Entretanto, pareceu-me desejável distinguir o *desejo do analista* do *desejo de analista*. Este último designaria essa tensão extrema exercida sobre o desejo do analista por causa de sua própria formação permanentemente conduzida e que viria marcá-lo com a impossibilidade absoluta de qualquer gozo no tempo em que é interpelado pelo analisando.

Já evoquei essa distinção a propósito das psicoterapias. O que diferencia as psicoterapias da psicanálise se não for essa posição do analista? O analista não espera nenhum gozo de seu encontro com o analisando, nem corroborar um saber sobre as razões do sintoma nem impor um saber do que seria o bem do analisando. Evocando mais particularmente os sentimentos amorosos eventuais de uma analisanda por um analista, que, certamente, não lhe diz respeito como pessoa, mas como função, Freud tem uma fórmula abrupta: "É proibido ao analista ceder".[62] Essa observação é conveniente para qualificar essa impossibilidade de tirar proveito do protocolo analítico, que é a condição mesma da regra analítica.

Essa é, portanto, a posição que distingue radicalmente o ato analítico de todas as práticas psicoterapêuticas e sabemos, desde os primórdios da psicanálise, que um dos limites de sua experiência é justamente sua corrosão pelas manifestações do desejo do analista durante o tratamento: cumprimentos intempestivos, manobras de sedução, ingerências da vida privada do profissional, julgamentos de valor, explicação causal etc.

---

62 Freud, S. Observations sur l'amour du transfert. In *GW*, *X*, p. 319.

Contudo, o desejo de analista não é um novo desejo que surgiria ao término da formação do futuro analista, mas o desejo levado ao limite no qual a castração em sua radicalidade dissolve qualquer pretensão ao Ser, isto é, toda ilusão de dispor de uma identidade substancial. O desejo de analista permite ao analista suportar a posição de resto [*déchet*] que é a sua durante o tratamento. De suporte à crença no "sujeito suposto saber", o analista se torna este *nada* que, não respondendo de nenhuma forma à demanda, conduz o analisando a uma destituição cada vez maior de suas identificações imaginárias.

A possibilidade deste *désêtre*[63] do analista, este nada ao qual se esvai, não é independente da experiência do fim do tratamento que só é possível a partir do despojamento das identificações imaginárias: o analista pode reduzir-se a esse nada quanto mais seu gozo estiver além de toda submissão ao gozo do Outro: ele está engajado na ética do celibatário.

O analista encarna primeiro o "sujeito suposto saber" que suscita o amor do analisando e faz surgir os "significantes" supostos da demanda do Outro aos quais o analista se abstém de responder, o que é seguido de uma mobilização do ódio do analisando e de sua transferência negativa. O analista encarna a seguir a figura do "sujeito--suposto-desejar" que induz à angústia do analisando e faz aparecer os "significantes" supostos do desejo do Outro, aos quais se seguem a remoção da amnésia infantil e o surgimento dos elementos de seu fantasma. O analista encarna, enfim, a figura de resto que, unicamente, opera a queda da alienação no Outro.

A crença no Outro somente pode atenuar se as questões do amor e do desejo do Outro são apagadas pela redução do analista ao estatuto de resíduo [*rognure*], que autoriza o surgimento do fantasma

63 Neologismo formado pelo elemento *dés* (do latim dis-), que indica afastamento, separação, privação, mais o verbo *être* (ser/estar). [N.T.]

do analisando no qual se mostra a construção de sua determinação a partir de sua suposta causalidade: haveria um Outro. Como tal, o desejo de analista parece-me ser o operador incontornável do ato analítico como a condição de possibilidade da neutralidade.

Quando emprego a expressão operador, ela é para ser tomada literalmente. Há, de fato, uma instrumentalização da realidade psíquica do analista, que se torna, no momento do ato, uma espécie de máquina cuja regulagem, ligada à sua formação permanentemente conduzida, desgasta seus incisos narcísicos e o autoriza a intervir no momento oportuno fora de toda tentativa de explicação causal ou de interpretação compreensiva.

Não há, portanto, tratamento analítico sem haver desejo de analista em ação, o que coloca ainda e sempre a questão da formação dos analistas, como também a das instituições analíticas.

- *A intervenção*

A ação do analista é uma intervenção que tem como única ambição conectar as unidades de linguagem dissociadas pelo recalcamento: "Em nenhum caso, escreve Lacan, uma intervenção psicanalítica deve ser teórica, sugestiva, isto é, imperativa; ela deve ser equívoca. A interpretação analítica não é feita para ser compreendida; ela é feita para produzir ondas".[64] A *intervenção* do analista é o que Freud chama uma interpretação.

Para qualificar esse ato, ele emprega o conceito de *Deutung*, de *deuten*, "indicar".

Mas Freud permanecerá ambíguo. Utiliza também o conceito de *Konstruktion*, "construção", que especifica a adição ao material associativo de uma dimensão ficcional, projetiva, vinda do analista.

---

64 Lacan, J. (1976). Conférences et entretiens dans des universités. *Scilicet*, 6/7, 35.

Durante toda sua vida, ele foi seduzido por essa ilusão, com a qual Lacan rompeu, de apresentar ao analisando uma verdadeira cenografia de seu passado recalcado, isto é, de agir, como nas psicoterapias, como adivinho. Esse conceito de construção aparece desde os *Estudos sobre histeria* ao longo do último capítulo.[65] A palavra surge em 1919, quando da redação de *Uma criança é batida*[66] e se mantém até o *Esboço*. Contudo, como precisa o próprio Freud, "em psicanálise, não é evidente a resposta a questões de ordem técnica".[67] Ele tinha previsto que alguns aspectos de sua técnica poderiam ser incoerentes e deveriam ser modificadas ou abandonadas. A construção é uma delas.

Com toda razão. Porque, nas duas vezes em que Freud se propõe a desenvolver explicitamente essa técnica da construção, durante a redação de *Sobre a psicogênese de um caso de homossexualidade feminina*, em 1920, e no momento da redação do artigo epônimo "Construções na análise", em 1937, a continuação dos dois textos vem invalidar, sem que Freud se dê conta, a tese sustentada.

No primeiro deles, apresenta a sua tese desta maneira:

> *Com efeito, num grande número de casos, a análise se divide em duas fases claramente separadas: numa primeira fase, o médico adquire sobre seu paciente os conhecimentos necessários, faz-lhe conhecer os pressupostos e os postulados da análise, e diante dele desenvolve a construção da gênese de seu mal à qual ele se crê autorizado com base no material revelado pela análise. Numa segunda fase, o próprio paciente se apropria do material posto à sua disposição, trabalha nele, recorda-se do que*

65 Freud, S., & Breuer, J. Études sur l'hystérie (p. 296), *op. cit.*
66 Freud, S. Un enfant est battu. In *GW, XII*, p. 197.
67 Freud, S. Le Maniement de l'interprétation des rêves. In *GW, VIII*, p. 350.

> *pode recordar em meio ao que nele é dado como recalcado, e quanto ao resto, esforça-se em repeti-lo numa espécie de revivescência. Feito isso, ele pode confirmar, completar ou retificar as teses do médico.*[68]

A explicitação dessa tese dá a entender que tudo se passa aqui a salvo da transferência, numa espécie de abordagem objetiva e consensual de uma verdade cujo acesso conduziria de imediato ao assentimento das partes.

Mas isso não funciona! "Com a paciente de quem falo, precisa Freud, a análise desenrolou-se seguindo esse esquema difásico, mas não avançou além do começo da segunda fase."[69] E por motivos evidentes: uma violenta transferência negativa impediu qualquer deliberação entre os protagonistas do tratamento. "Ela transferiu sobre mim, prossegue Freud, a radical recusa do homem pelo qual era dominada desde que seu pai a tinha decepcionado", tornando vãos "todos os esforços do analista".[70] Mais precisamente, essa transferência negativa desconcertou Freud, que interrompeu a análise.

Passemos agora ao segundo texto, "Construções na análise". Freud retorna à sua tese como se nada tivesse acontecido, mesmo especificando que "o que desejamos é uma imagem fiel dos anos esquecidos pelo paciente",[71] formulação que ignora a subdeterminação das recordações pelos estímulos físicos conforme testemunham as teorias da recordação encobridora e do fantasma. "É preciso, acrescenta Freud, que à luz dos indícios que escaparam ao

---

68 Freud, S. Sur la psychogenèse d'un cas d'homossexualité féminine, *op. cit.*, p. 290.

69 *Ibid.*, p. 277.

70 *Ibid.*, p. 292.

71 Freud, S. Constructions dans l'analyse. In *GW, XVI*, p. 44.

esquecimento, (o analista) *adivinhe* ou, mais exatamente, construa o que foi esquecido."[72] Prossegue:

> *Pode-se falar de construção quando é apresentado ao analisando um período esquecido da sua pré-história, por exemplo, nesses termos: "Até seu enésimo ano, você foi considerado o único e absoluto possuidor de sua mãe; neste momento chegou uma segunda criança e com ela uma forte decepção."*[73]

Em suma, a construção é uma prática de adivinhação que por si mesma invalida a psicanálise; e não deixa de ter interesse sublinhar que Freud, toda vez que quis exemplificar esta técnica, não o tenha conseguido. Assim, no decorrer desse segundo texto, quando se apressa em nos dar exemplos de construções, sua preferência recai em dois exemplos de interpretações, uma, apoiando-se numa associação incidente, a outra, numa inflexão prosódica, antecipando assim, involuntariamente, a teoria lacaniana do "significante".

Há primeiro este colega de Freud que leva para uma consulta a sua jovem mulher, que recusa ter relações sexuais, esperando que ela seja esclarecida sobre as consequências de seu comportamento. Pondo-se de acordo, Freud explica à senhora sobre os transtornos de saúde lamentáveis que sua atitude poderia provocar no marido, quando este o interrompe, dizendo: "O inglês, para quem você deu o diagnóstico de tumor cerebral, está realmente morto, ele *também*".

Em seguida, há este paciente que, durante o relato de um sonho, associa o nome "Jauner", que nada lhe evoca. Freud lhe propõe uma relação possível com *Gauner*, "trapaceiro". Mas o paciente, irritado, rejeita a intervenção de Freud: aquilo lhe parece bastante "ousado",

72 *Ibid.*, p. 45.

73 *Ibid.*, p. 47.

diz ele, *gewagt*, mas pronuncia a primeira letra dessa palavra como se tratasse de um [j], e não de um [g].[74]

Depois disso, enfim, Freud precisa a definição do conceito de interpretação: "refere-se à maneira pela qual nos ocupamos de um elemento isolado do material, uma ideia incidente, um ato falho etc."[75]

Quando fala de interpretação, Freud aproxima-se do que eu quero desenvolver com o conceito de indicação ou de intervenção, sublinhando que seu campo de ação é apenas a palavra do analisando em sua materialidade mais concreta, de modo a ser suficiente uma associação incidente ou uma inflexão prosódica para interpelar a atenção do analista cuja ação se limitará a sublinhar o que ouviu, ao passo que, quando fala de construção, ele aproxima a psicanálise para uma prática de adivinhação próxima das que vimos operando nas psicoterapias.

É o que mostra o tratamento do *Homem dos lobos*:

> *Eu sonhei, diz o paciente, que um homem arrancava as asas de uma Espe.*
>
> *- Espe, tive de perguntar, o que você entende por isso?*
>
> *– Você bem sabe, este inseto que tem listras amarelas no corpo e que pode picar. Isso deve ser uma alusão a Grouscha, a pera rajada de amarelo.*
>
> *– Você quis dizer Wespe, pude então corrigir.*
>
> *– Se diz Wespe? Eu realmente pensava que se dizia Espe... Mas Espe sou eu, S.P. [as iniciais de seu prenome].*[76]

74 *Ibid.*, p. 51.

75 *Ibid.*, p. 47.

76 Freud, S. L'Homme aux loups, *op. cit.*, p. 128.

Contudo, a ação do analista, prossegue Freud neste texto "Construções na análise", não se resume à interpretação, ele deve sustentar a transferência negativa do analisando a fim de tornar possível a remoção da amnésia infantil, que aparece em forma de "recordações [que] teriam podido ser qualificadas de alucinações, se à sua clareza se somasse a crença em sua atualidade". Explica em seguida

> *não ter sido ainda suficientemente apreciado este caráter talvez geral da alucinação como o retorno de um acontecimento esquecido dos primeiros anos, de algo que a criança viu ou ouviu numa época em que mal sabia falar.*[77]

Nessas poucas linhas, Freud nos dá, sucintamente, toda a técnica do tratamento. A intervenção do analista sobre um elemento material da palavra do analisando, a transferência negativa (que, desde a primeira sessão do Homem dos lobos, foi de rara violência)[78] e a remoção da amnésia infantil, não cena real, mas cena na qual se dão os elementos do fantasma que traduzem a relação do "sujeito" com o Outro.

O sonho do homem que arranca as asas de uma vespa, sonho de transferência que seja, mostra Serguei Pankejeff identificado com seu [espe], que designa em alemão o "tremor", a "árvore", ou "a ação de tremer", e que consona em russo com o som [yest] (escreve-se "ect"), que significa "ser" ou "comer". O *Homem dos lobos* fora muito doente quando bebê; primeiro teve uma pneumonia, depois a malária.[79] No mínimo, ele havia *tremido* de febre, o que deve ter sido

77 Freud, S. Constructions dans l'analyse, *op. cit.*, pp. 54-55.

78 Carta de Freud à Ferenczi de 13 de fevereiro de 1910.

79 Gardiner, M. (1981). *L'Homme aux loups* (p. 22). Paris: Gallimard.

dito, enquanto observavam sua alimentação e esperavam que ele não sobrevivesse.

A indicação ou a interpretação tem, assim, duas formas. Ou a da recuperação de um "significante": "Espe?", que, como uma apostila, relança a cadeia da linguagem, descolando-a da demanda na qual patinava. Ou a do momento oportuno da escansão da sessão que, reduzindo um sentido eventual que busca concluir a cadeia de linguagem, destaca um "significante" que deixa o analisando num estado de suspensão, e ao qual, posteriormente e sem ele saber, vão se articular séries associativas que ele poderá evocar nas sessões seguintes.

A cada vez se trata de frustrar, na transferência, os impactos imaginários da demanda e de contornar seus efeitos de resistência, em particular, no momento de suas expressões relacionadas à agressividade ou ao ódio. Essa ação sempre se refere a um elemento isolado do material fônico, a uma partícula do discurso do analisando que, atingindo a atenção igualmente flutuante do analista, é reenviada à sua fonte onde suscita uma vibração da cadeia de linguagem, sem que haja, da parte do analista, a menor deliberação intelectual, mas um simples gancho de sua atenção fora de qualquer preocupação com a significação.

Contudo, essa concepção da intervenção, apesar de seu "freudismo", é ainda hoje, com frequência, associada a uma concepção próxima da construção, em que o analista diz ao analisando o que ele acredita ser o sentido das palavras enunciadas.

Não somente o analista se apresenta como um adivinho e manifesta assim sua crença em um universo do sentido para além da realidade observável e conforta a própria crença de seu analisando, mas se apresenta como aquele que teria acesso a esse universo do sentido, o que torna impossível uma saída para o tratamento. Escreve Michel de M'Uzan:

> *Atrasada, [...] uma paciente me telefona de seu carro para me avisar que acredita poder ainda vir à sua sessão. Um pouco mais tarde, ela me chama de novo para me prevenir que, em definitivo, são tamanhos os congestionamentos que não poderá chegar a tempo. No dia seguinte, em outra sessão, ela fala de seus dois telefonemas. Primeiro, diz ela, eu o fiz compreender que você poderia me esperar; depois, com a segunda ligação, eu o liberei... Eu lhe disse imediatamente: Você tinha assim todo o controle do meu pênis.*[80]

Onde, em suas palavras, a paciente havia evocado o pênis do seu analista? Michel de M'Uzan é quem o imagina ou espera.

Essa atitude não é, contudo, excepcional – quem não sucumbiu a isso, Freud antes de todo mundo? –, mas ela conduziu inevitavelmente a psicanálise para a psicoterapia mais trivial. Não faz tanto tempo, Daniel Lagache sustentava que "as regras de interpretação são extraídas do saber psicológico que o psicanalista obteve de sua experiência da vida e da cultura".[81] O psicanalista seria mais ou menos uma cartomante.

Ora, não se trata de imaginar o que o analisando tem a intenção de dizer sem dizê-lo ou de lhe propor palavras corretas tiradas de uma cultura bem sortida, mas de paulatinamente operar a resolução da transferência. Não se pode conhecer o "sentido" oculto de um enunciado. É uma impossibilidade lógica. Não somente não há duplicação mental da linguagem, mas a significação se resume à indicação.

---

80 M'Uzan, M. (1999). L'interprétation? Question de formulation. *Monographie de la RFP, interprétation, un processus mutatif* (p. 109). Paris: PUF (sublinhado no texto).

81 Lagache, D. (1955). *La Psychanalyse*. Paris: PUF.

Um analista não sabe mais que qualquer outra pessoa qual sentido atribuir ao enunciado do analisando além do que é dito; em outros termos, não podemos trabalhar com o significado, mas apenas com o significante, que é o único perceptível. De acordo com as palavras de Wittgenstein, que deve ter escapado a Michel de M'Uzan: "A dificuldade está em não dizer mais do que sabemos".[82]

O fim do tratamento é justamente a supressão da crença no Outro, que depende da supressão da crença num sentido em excesso: "A arte do analista", precisa Lacan, "está em suspender as certezas do sujeito, até que se consumam as últimas miragens".[83]

Todo o procedimento do tratamento visa a assegurar a aceitação desta dimensão simbólica do Outro. A castração, *castrare*, podar, designa esta operação que nos liberta dessa demanda. Este verbo, *castrare*, é um velho termo dos jardineiros romanos que indica sua ação de padronizar as árvores de um bosque, de colocá-las todas *unus inter pares*: um entre os outros.

A castração nos liberta da alienação num Outro imaginário que disporia do saber sobre o sentido, assim como nos liberta da inflação narcísica.

O narcisismo é o correlato da crença no Outro: se estou convencido de ser *mais*, é porque eu penso ser eleito pelo Outro para saciá-lo. Quando a mãe, colocando seu filho diante do espelho, goza da imagem que ela vê e com a qual seu rebento se identifica para saciá-la, ela provoca esta alienação assim como esta inflação em que o limite é algum "pai" cujo apelo possa desviá-la de sua fascinação.

Assim é essa criança que recusa dormir sozinha em seu quarto, convencida de que deve atender e satisfazer uma mãe que não poderia, ela acredita, se privar dela, como o ilustra Proust no início de

82 Wittgenstein, L. *Le Cahier bleu* (p. 45), *op. cit.*

83 Lacan, J. (1966). Écrits (p. 45). Paris: Seuil.

La Recherche. Se essa criança supõe que sua mãe precisa dela, é que seu marido não precisa: "Eu não preciso de nada", diz este.

É repetindo no tratamento essa necessidade de saciar o Outro, suscitando sua demanda por todos os meios que o analisando, diante da extrema precaução do analista, acaba se abrindo a esta dimensão puramente simbólica da alteridade.

Fica então evidente que não se negocia o fim do tratamento: asseguradas a remoção da amnésia infantil e a travessia do fantasma, compete apenas ao analisando autorizar-se a se desprender da relação com seu analista sem esperar seu consentimento, o que permite a extinção da transferência.

Ora, essa possibilidade apoia-se evidentemente na posição ocupada pelo analista. Se o gozo supõe e necessita do gozo do Outro, aqui representado pelo analista, há de se convir que o essencial da ação deste último, para além dos diversos modos de sua intervenção, continua a ser sua neutralidade, isto é, sua abstenção de todo gozo, o que supõe, para dizer o mínimo, uma capacidade cuja possibilidade depende de uma formação específica.

- Da formação dos analistas e da instituição analítica

Como é possível associar termos tão antinômicos como instituição e análise, verdadeiro oxímoro cuja significação vemos com dificuldade, salvo se observamos que a palavra "análise" se liga àquela de "instituição" não como substantivo, mas como predicado: trata-se de pensar uma instituição cuja qualidade seria justamente não o ser, ou antes, que destruiria [*mettrait en abîme*] incessantemente qualquer risco de reificação.

Instituere significa "fixar", "estabelecer", e *analuo*, "desatar", "decompor". A instituição analítica é a organização capaz de suspender todas as certezas, qualquer espaço tranquilo do saber, de modo a assegurar aos analistas tanto sua formação como sua continuidade permanente para responder ao paradoxo de sua prática: só podemos ser nomeados analistas a partir dos efeitos posteriores [*d'après-coup*] de nossos atos, ou, em outros termos, se é analista apenas de um analisando.

Contudo, o essencial desse paradoxo não foi imediatamente visível, nem sequer é certo que seja plenamente percebido hoje por todos os analistas. Lembremos que, no início, a instituição analítica foi concebida à maneira das instituições acadêmicas para permitir o intercâmbio teórico entre analistas, e só depois pensada para responder à sua formação. Quanto ao seu papel de terceiro no desenrolar do ato analítico, só recentemente ele foi cogitado de maneira a manter a posição do analista ao lado do desejo de analista.

Para compreender esse tipo de formação contínua do analista, é preciso concebê-la como uma articulação estrutural entre o ato analítico e a instituição analítica, e não como uma simples atualização do saber.

Se *instituere* é "fixar", é também "instruir", "formar", "educar", *ex-ducere* é "conduzir para o exterior", "abrir para o exterior". "Instituição" tem, assim, uma etimologia contraditória que remete seja para o que está fixado, seja para o que está aberto, o que não deixa de lembrar outro termo cuja etimologia é igualmente contraditória, o de sexo, que expressa, seja o que separa, *secare*, seja o que une, *sectare*.

Temos de nos interrogar sobre os motivos que movem alguém a se empenhar em tal formação? Eu não sei, tão difícil é precisá-los. Engajamo-nos no decorrer de um tratamento porque nos sentimos tomados a ponto de não ser possível escapar. Contudo, se parece evidente que os analistas se associem em sociedades capazes de contribuir para sua formação assim como para o desenvolvimento de sua reflexão à semelhança da maior parte das atividades humanas comumente ligadas a esse gênero de organização, o fato é que a própria particularidade da psicanálise confere às associações uma função que vai além daquelas tradicionalmente atribuídas a essa forma de agrupamento.

A formação de um analista não se resume à aprendizagem de uma técnica cujo protocolo seria objetivável e, como tal, facilmente transmissível; muito pelo contrário, essa formação decorre de um percurso radicalmente distinto dos procedimentos de qualificação operantes em todas as outras atividades humanas, inclusive os da área médica ou das psicoterapias. Tornamo-nos analistas porque nós mesmos fizemos uma análise como analisandos, levados a esse percurso por um "sofrimento" que se encontrou metabolizado, enquanto um doente "tratado" por um médico ou por um psicoterapeuta não pode esperar tornar-se médico ou psicoterapeuta com esse procedimento, de modo que um analista é envolvido mais de perto por seu ato ao qual está diretamente implicado como "sujeito".

Essa situação sempre ressurge na história do movimento analítico, em que vemos o quanto suas vicissitudes sempre tiveram como origem querelas ou dificuldades de pessoas, ainda que disfarçadas em conflitos teóricos.

Contudo, mesmo a teoria analítica, sendo apenas uma sequência de proposições sujeitas a remanejamentos constantes para corresponder às contribuições da clínica, engaja para sua apreensão a sagacidade dos analistas que varia conforme sua capacidade "crítica".

Se é relativamente fácil compreender e dominar uma construção filosófica, que é sempre um modelo incumbido de dar conta da totalidade ou de uma porção de um mundo ideal, modelo do qual sabemos de antemão que vem substituir outros e estará sujeito a ser destituído por outros, em contrapartida, é bastante penoso apreender conceitos que implicam diretamente quem os maneja. As particularidades da formação dos analistas e as modalidades da aquisição da teoria analítica obrigam à sua incessante retomada, características que conferem ou deveriam conferir a toda sociedade de psicanálise um estatuto distinto das organizações comumente ligadas à maior parte das atividades humanas.

Se acompanhamos a história do movimento psicanalítico, descobrimos que a própria noção de instituição analítica só apareceu num segundo tempo. No início, o engajamento ao movimento, e mesmo a uma prática de analista, estava subordinado apenas à adesão intelectual aos princípios da técnica e da teoria, antes de ficar claro que isso não era, de forma alguma, suficiente para manter aberta uma atenção extrema de cada um às suas próprias resistências quanto à hipótese do inconsciente. Essa tendência espontânea dos primeiros analistas à supressão, mesmo que parcialmente, de certa clarividência sobre a constituição da realidade psíquica de modo algum escapou a Freud, que logo identificou as razões tanto na transferência suscitada por ele em seus discípulos como nas condições de sua formação.

As dissidências de Stekel, Adler e Jung não tiveram outras causas senão a necessidade de liquidar um complexo filial, à custa de confundir o homem Freud com sua obra devido à impossibilidade em que uns e outros se encontravam para metabolizar seus laços afetivos com o fundador da psicanálise justamente na questão de uma repetição de apego a uma figura de autoridade. A noção adleriana de complexo de inferioridade ou a noção jungiana de arquétipo são os primeiros exemplos dessas neoproduções que funcionam como sintomas de uma dificuldade transferencial, na qual é negada a realidade do fantasma que cristaliza a alienação no Outro.

Para Jung, continuar a admitir a realidade sexual das formações do inconsciente lhe impunha reconhecer a natureza de seu desacordo com o homem Freud, o que ele não pôde solucionar por falta de oportunidade de analisá-lo. Essa situação é, de resto, banal: quantos homens conseguem fazer uma avaliação da origem de suas concordâncias ou de suas oposições, mesmo que busquem justificá-los com argumentos racionais?

Diante dessas dificuldades, Freud e o movimento psicanalítico imaginaram algumas respostas, respostas empíricas de certa forma, decididas quase às pressas para enfrentar as manifestações imprevisíveis dos analistas, como se jamais fosse possível nos assegurarmos da disposição de cada um em relação à realidade psíquica ou, em outros termos, como se para cada um houvesse sempre um risco de fechamento de seu desejo de analista proporcional a um isolamento de suas defesas narcísicas.

Essas respostas aos equívocos do inconsciente constituem seguramente os primeiros elementos de uma avaliação da especificidade do ato analítico em relação a todas as outras atividades humanas e, como tal, os primeiros elementos de uma avaliação das particularidades da formação dos analistas, bem como do estatuto das instituições suscetíveis de garanti-la.

A primeira disposição considerada foi impor que os próprios requerentes ao ofício de analista fizessem uma análise, que, por essa razão, recebeu o nome de psicanálise didática. Essa proposição foi tornada obrigatória por uma decisão do congresso de 1925, mas era, por astúcia do destino, a retomada de uma antiga sugestão de Jung. Essa modalidade da transmissão do saber não tem qualquer relação com o modelo universitário ou com o de *compagnonnage*.[84]

---

84 O sistema francês do *compagnonnage* é um meio único de transmitir saberes e *savoir-faire*, ligados aos ofícios da pedra, da madeira, do metal, do couro e dos têxteis bem como aos ofícios de açougueiro. Sua originalidade encontra-se na síntese de métodos e procedimentos de transmissão dos saberes, que são extremamente variados: itinerância educativa em escola nacional e mesmo internacional, rituais de iniciação, ensino escolar, aprendizagem de costumes e técnica. Para poder transmitir seu saber, o aprendiz deve produzir uma "obra de arte", que é examinada pelos "compagnons". O "compagnonnage" é

A segunda disposição foi comprometer os analistas iniciantes a fazer "supervisão" de seus primeiros tratamentos com um analista reconhecido, distinto de seu analista didata, de modo a avaliar e garantir a liquidação de sua transferência com esse último.

A terceira foi reagrupar em um comitê secreto uma espécie de falange, constituída de companheiros declarados acima de qualquer suspeita de "recalcamento" quanto à teoria.

Mas as dissidências ulteriores de Rank e Ferenczi logo testemunharam os limites das soluções propostas, em particular a utopia da terceira medida, e confirmaram como Freud era parte interessada nessas "rebeliões" pela atitude demasiado benevolente ou demasiado familiar manifestada com alguns de seus alunos, como se lhe fosse impossível, em sua posição de Mestre, efetivar com alguns deles uma liquidação da transferência.

Daí, de certa forma, uma quarta disposição, formulada por Freud, em 1937, na época de seu artigo "Análise finita, análise infinita", ao especificar que o analista deveria retornar constantemente ao divã, ou pelo menos conferir constantemente suas defesas ao trabalho.

Assim estava colocada, de maneira direta, a questão do papel eventual da instituição analítica como lugar onde deveria ser constantemente colocada à prova a relação de cada analista com seu desejo de analista.

Contudo, essa última proposição não teve sequência; pelo contrário, por um novo ardil do destino, Freud, inadvertidamente, ainda esteve na origem de uma inflexão do movimento psicanalítico pelo

---

geralmente percebido como sendo o último movimento a praticar e ensinar algumas técnicas profissionais antigas, a assegurar uma formação de excelência na profissão, a ligar estreitamente desenvolvimento do indivíduo e aprendizagem do ofício. [N.T.]

lugar conferido à sua filha Anna, da qual ele tinha sido o próprio analista.

Hoje podemos pensar que a evolução da teoria depois da morte de Freud para o que se convencionou chamar de *ego psychology* não está dissociada das condições da formação de Anna, cujas teses, bastante conciliadoras com os ideais sociais, bem como com as do masoquismo (é ela o narrador do célebre fantasma *Uma criança é batida*), desviaram o funcionamento das sociedades psicanalíticas para um conformismo que em parte impede qualquer reflexão tanto sobre a técnica quanto sobre os conceitos freudianos facilmente fossilizados e reconstruídos do lado do biológico ou do psicológico, inclusive na obra em todo caso brilhante de Melanie Klein.

Para retomar a palavra de Balint de 1948, a formação dos analistas aparentava-se então a um rito de iniciação, exceto que os critérios progressivamente estabelecidos permitiram evitar as funestas confusões dos primeiros anos – os membros de uma mesma família, mesmo os familiares de um analista, acabavam no seu divã – e os riscos, tão frequentemente denunciados, de uma submissão arbitrária do analisando aos caprichos de seu analista.

Sobre a própria instituição analítica, porém, nenhum progresso foi perceptível, como serve de testemunha a cisão de 1953 na Sociedade Psicanalítica de Paris, cujo desafio foi a questão da formação, e não a da instituição, mesmo que já se colocasse como pano de fundo o problema das mudanças trazidas por Lacan aos padrões do tratamento, mudanças, deve-se lembrar, que não eram da ordem do arbitrário, mas da demonstração da função da linguagem na constituição da realidade psíquica.

A Escola Freudiana de Paris, fundada dez anos mais tarde, foi antes de tudo um lugar de formação, e não uma instituição pensada como tal. Três inovações importantes, contudo, foram trazidas ao currículo tradicional: a abolição da oposição entre psicanálise terapêutica e psicanálise didática, a implantação de cartéis como lugares específicos da transmissão e da subjetivação da teoria, a organização do passe [*la passe*] como protocolo de apercepção da passagem da posição de analisando à de analista. Contudo, do lado da instituição, isso não acarretou nenhuma consequência.

A EFP foi uma vasta nebulosa centrada na pessoa de Jacques Lacan. Mas, evacuando a questão da instituição, a EFP acompanhou os sobressaltos induzidos pelas inclinações de seu fundador.

Paralelamente, algumas sociedades membros da IPA (International Psychoanalytic Association, a associação criada por Freud em 1910), interrogaram-se sobre as condições da formação e caminharam na direção de posições não muito distantes das preconizadas por Lacan: desaparecimento da oposição entre psicanálise terapêutica e psicanálise didática, reunião do candidato com um júri selecionado, ao qual ele pode explicitar sua demanda etc. Quanto à associação dita Quarto Grupo (*Quatrième Groupe*), fundada por alunos de Lacan em 1969, também ela se orientou para modalidades da formação que visaram livrá-la ao máximo dos efeitos de transferência.

A constituição de uma associação de analistas fundada na transferência revela-se literalmente a negação mesma da instituição analítica. Se "sexo" está ligado tanto a *secare* quanto a *sectare*, parece evidente que o "sexo" elaborado no ato analítico está do lado de *secare*, "cortar", "dividir", isto é, do lado da castração, e não do lado de *sectare*, "seguir", "continuar", "acompanhar", modalidade do "sexual" que no grupo é organizado à maneira da seita, isto é, da denegação da castração.

Nenhuma solução ideal, no entanto, e felizmente, é de se esperar. Alguns dirão: mas, então, como esta disciplina pode ser coerente se a sua condição de possibilidade ainda não está definida e assegurada? Ela o é por uma necessidade que também aqui se aparenta a uma astúcia da razão. Mesmo que a maior parte dos analistas não saibam o que fazem, sua coerência está garantida pelo protocolo analítico.

- Fragmento de um tratamento

Há alguns anos, uma moça, já mencionada acima, procurou-me para dizer que lhe parecia impossível suportar a vida. Embora tivesse "se esforçado" para ser bem-sucedida em tudo, sua vida amorosa e profissional era um fracasso. Depois de brilhantes estudos, ocupava um cargo de alta funcionária, sem atrativos, tão aborrecido quanto sua vida amorosa, repetindo também, nesse sentido, a vida afetiva e profissional dos pais, eles próprios altos funcionários nos corredores "empoeirados" de um ministério, no caso de um deles, e de um organismo interministerial, no caso do outro.

Um primeiro sonho a representa em companhia de seu analista sob as arcadas da Rua de Rivoli. Em seguida, bruscamente, o analista se afasta dela e desaparece no Jardim de Tuileries.

Ouço simplesmente [Ri], [vo], [li], depois [tuille] e [ri]. Enfim, noto que eu me chamo [Ma] [ri].

Durante os meses seguintes, refere-se apenas à história familiar, quando retorna incessantemente seu patronímico, que contém nele a ideia de altura, de um elemento erguido.

Um segundo sonho, já relatado: uma história de omelete associada a um forte e a um prato de arroz. Essa moça, mais jovem que sua irmã, costumava ser enviada para a casa da avó que vivia ao lado de Dieppe, perto do castelo d'Eu, e confiada a uma senhora idosa. A partir do sonho surge uma lembrança em que se vê num cômodo muito sombrio, diante de uma tigela de água [*eau*] de *arroz* [*riz*], olhando entre as *cortinas* [*rideaux*] da janela a *torre* [*tour*] das *Tuiles*, nome de um anexo de um castelo vizinho. Lembra-se que frequentemente, nessas estadias, estava sujeita a cólicas, tratadas com água de arroz por Eugénie, a senhora idosa.

Eu já registrei os "euh" que pontuavam a fala dessa moça; acrescento que, nesta última sessão, sua prosódia estava quase sufocada, exausta, quando veio a associar com *Eu* [ê, de castelo d'Eu] e *génie* [gênio], depois com o *Génie* da Bastilha e, enfim, com *Dieppe*, que consona com *Diète* [dieta]: [pe] e [te]. Criancinha, ela tropeçava na segunda sílaba de seu nome, o da santa de seu dia de nascimento, 9 de fevereiro: em vez de dizer *po*, ela dizia ora *pe*, *peu* [pouco], ora *te*, *autre* [outro]. Ela associa, então, o *pe* a seu pai e se interrompe no *te*. Criança, ela se chamava "*te, te*" [tê, tê], e lhe acontecia ainda, quando falava consigo mesma antes de adormecer, de falar dela própria dizendo: "*te, te*". Interrompo a sessão neste "significante" *te*, que funciona como indicador fálico em sua relação com o Outro.

Um longo período de transferência negativa vai se seguir a essa sessão. Tudo serve para ridicularizar o analista e lhe manifestar um desprezo sem limites: não é ele "peu" [pouco] como seu pai e, para dizer o mínimo, um nada "feminino" com esse sobrenome ridículo?

Um terceiro sonho em que vai a uma clínica onde, à sua chegada, um quarto lhe é indicado. Deve se preparar. Ali já está uma mulher. Deita-se na outra cama. Entra um homem que ela pressente mais do que vê. Compreende que ele vem aplicar a punição a essa mulher de quem imediatamente se sente cúmplice. Reclama para si também a punição.

Esse sonho, bastante banal e frequente na sua temática, é imediatamente associado por ela à oposição *Dieppe/Diète*. Fala então de sua irmã, a preferida do pai, que a chamava e ainda a chama de "*te, te*". Não somente "*te, te*" é um diminutivo que a designava para os outros, mas também atribuído àquela que era a musa de seu pai. Com este, sua irmã formava um "verdadeiro" casal.

O sonho de número quatro vem pouco depois. Está num quarto com uma amiga; elas estão na mesma cama quando aparece na janela, entre as cortinas, o rosto do pai. Não é realmente o rosto dele, mas o de um homem que lhe "diz alguma coisa" e que as observa com simpatia. Sua amiga desaparece e ela tem medo que seu pai entre. Interrompo imediatamente a sessão com esta palavra: "entre [pronuncia-se mais ou menos antre]".

Na sessão seguinte, vem toda uma série de associações a partir desse "entre", que certamente tem consonância com "antre" [antro].

Nas semanas seguintes, a prosódia muda, bem mais viva daí por diante. Anuncia, alguns meses mais tarde, ter conhecido alguém.

Um quinto sonho, em que se masturba na sua cama, percebendo entre as cortinas da janela um homem que a olha sorrindo e que é dotado de um grande chapéu em formato de cartola. Pouco depois, ela passa suas primeiras férias com um homem. Ao retornar, consegue mudar de função para um cargo dinâmico com grandes responsabilidades.

A fim de agradar ao pai, ela pôde apenas ter sucesso acadêmico e profissional, mas renunciando a qualquer feminilidade. Uma posição que tomara como sua. A única mulher só podia ser sua irmã mais velha, o duplo inconfessado da irmã mais velha do pai.

O [ri] de *ri*deaux, d'eau de *riz* [água de arroz], de ma *ri*, era também o *ris* ou os *ris*, o *plaisir* [prazer] e os *plaisirs* [prazeres] que estavam reservados para sua irmã, bem como para sua tia. Para ela, a quem Eugénie, o duplo de sua avó, não oferecia mais do que *eau de riz* [água de arroz], era *rideau* [cortina], avariada: a vida sempre esteve para além das cortinas.

Minhas intervenções sublinharam simplesmente os "significantes" marcados com um índice fálico, de maneira que as cadeias associativas pudessem desdobrar-se para além de uma transferência negativa, assegurando uma remoção da amnésia infantil na qual se revelou o fantasma de exclusão que essa paciente havia constituído em sua relação com o Outro.

Conclusão

Meu desafio era, portanto, tornar evidente a diferença irredutível entre psicanálise e psicoterapias, que está ligada à clivagem introduzida em nós pela linguagem: não podendo dizer mais que sua função de designação, as palavras nos cativam com a ilusão de uma instância que conteria o sentido que não nos parece disponível.

Nunca sabemos quem realmente somos nem o que nos conviria melhor, a ponto de sermos sensíveis a qualquer figura de autoridade que se encarregue de nos instruir sobre nossa identidade, assim como sobre nosso bem.

O leitor pode avaliar que a questão em jogo vai além das psicoterapias e engloba tanto a economia de mercado quanto a política. Nós nos entregamos facilmente a formas de consumo ou a regimes políticos que não nos encaminham necessariamente para o nosso desejo singular, mas que nos prometem responder à nossa demanda de sentido.

Não é por acaso que as psicoterapias atuais apareceram em substituição às práticas religiosas que haviam perdido sua audiência quando a ciência pôs em causa as concepções de mundo em que elas se apoiavam.

Entretanto, em termos de forma, as psicoterapias quase não se distinguem. Trata-se sempre de propor um universo de sentido, extraído frequentemente das últimas descobertas científicas sobre as quais tecem novas concepções do mundo e do homem em que a parte do mistério permanece. Muitas psicoterapias reservam uma parte importante a um pano de fundo esotérico ou teosófico. Helena Petrovna Blavatski, a grande sacerdotisa da teosofia no fim do século XIX, se beneficia de vários sites na internet. Seus métodos retomam aqueles já em operação nas práticas religiosas: transe xamanista, agora chamado de hipnose, exercícios espirituais, agora chamados de técnicas de condicionamento, meditação e ascese, agora chamadas de técnicas psicocorporais.

A genialidade de Freud foi apreender num mesmo movimento esse caráter da linguagem que aprofunda em nós essa demanda de sentido que aliena nosso entendimento e nossas condutas, avaliar seus efeitos na produção de nossos sintomas e inventar o protocolo que pudesse garantir uma investigação para pôr fim à limitação.

O tratamento analítico não visa de forma alguma a propor ao analisando alguma concepção do mundo e do homem pela qual deveria regular suas condutas. Muito ao contrário, visa apenas a suspender a demanda de sentido que até então o obrigava a calar seu desejo singular, à custa, é verdade, de uma produção de sintomas que lhe indicavam o quanto sua questão de ideal ou de conformidade o afastava de si mesmo.

Entretanto, bem antes de Freud, já se conhecia a função do sintoma. Mas uma coisa é o conhecimento do sintoma, outra coisa, seu reconhecimento.

O fato de o sintoma nos ser dado diretamente não significa que estejamos atentos a ele, pelo contrário. Mais frequentemente agimos como se se tratassem de transtornos acessórios com os quais não haveria por que nos ocupar. Temos uma forte inclinação a recusar a realidade do sintoma, como ilustra a famosa anedota relatada pelo prêmio Nobel de medicina Gerald Edelman: enquanto procurava convencer seu amigo Jacques Monod, outro prêmio Nobel de medicina, da validade da hipótese do inconsciente, este replicou: "Eu sou totalmente consciente de minhas motivações e inteiramente responsável por meus atos. São todos eles conscientes". Exasperado, Edelman ainda objetou: "Digamos simplesmente que tudo o que Freud disse se aplica a mim e que nada se aplica a você". – "Exatamente, meu caro amigo".[1]

A atitude de Jacques Monod não é um sinal de insensatez: é a regra. Não queremos reconhecer que somos parasitados por um discurso sub-reptício que, sem nos darmos conta, desvia o curso de nossas condutas, percepções e lembranças.

A conversão histérica demonstra para Freud que não é bem assim como presumimos: não somos uma mecânica dócil constituída de partes interligadas às quais é adicionada uma entidade misteriosa, a alma, que, como um timoneiro em seu navio, nos garantiria o comando. Somos atravessados por um desejo que não cessa de insistir e impedir qualquer ambição de controle. Nossa relação com o mundo não é de contemplação, mas de satisfação.

E mesmo que aceitássemos nos submeter ao condicionamento de uma psicoterapia e organizássemos nossas condutas segundo seus valores, não poderíamos interromper a insistência de nosso desejo singular. Para retomar a palavra de Lacan: "É aqui que a

---

1 Edelman, G. (1992). *Biologie de la conscience* (p. 190). Paris: Odile Jacob. Ler o prefácio de Jacques Monod em: Popper, K. (1982). *Logique de la découverte scientifique*. Paris: Payot.

psicoterapia, seja ela qual for, termina subitamente, não que ela não faça algum bem, mas leva ao pior".[2]

O famoso Nome do Pai, de Lacan, essa instância que vem pôr limite ao apetite materno, é primeiro um *non* [não ou nome] do pai, condição a prazo para que a criança não se destrua demais [*ne s'abîme pas trop*] na demanda. Que o Outro se deixe capturar na armadilha de minha demanda me impede de assumir meu desejo.

Que não se possa, pelo efeito da linguagem, deixar de estar do lado da demanda não quer dizer que seja possível satisfazê-la. Os dias seguintes que cantam têm sempre um ar sinistro.

Somos nós mesmos a linguagem: o fato de que ela nos divide entre duas posições, a demanda, tão costumeira nos homens, e o desejo, nossa tão secreta natureza, não quer dizer, para retomar a palavra de Cícero, que o "costume" poderia vencer a "natureza": ela é invencível. Somos nós mesmos, prossegue ele, que a corrompemos pelas ilusões e pela indolência e a alteramos pelos preconceitos e pelos maus hábitos.[3]

Que o legislador, ao regularizar a questão "psi", abstenha-se de confundir duas práticas que nada têm em comum, sem que haja nisso lugar para condenar uma em proveito da outra. Elas são diferentes e referem-se a dois aspectos de nossa realidade. Haverá sempre psicoterapias, podemos ter certeza disso. Mas que a psicanálise, por favor, conserve um por vir.

2 Lacan, J. (1974). *Télévision* (p. 19). Paris: Seuil.

3 Cícero (1969). *Tusculanes* (V, 27, p. 257). Paris: Les Belles Lettres.

Glossário

Cinestesia: é a sensibilidade geral que conduz a nos dar nosso sentimento de bem-estar ou de desconforto.

Cliente: desde o início, as psicoterapias de origem americana reivindicaram considerar seus pacientes como clientes aos quais propõem uma prestação de serviço definida antecipadamente tanto em seus meios como em seus resultados. Este uso difundiu-se entre todas as psicoterapias.

Conferências Macy: de 1946 a 1953, duas conferências foram organizadas pela fundação Josiah Macy, no hotel Beekman em Nova York, salvo a última que ocorreu em Princeton, e onde foi reunida toda a nata intelectual da época com o projeto de fundar uma ciência do espírito.

Dispneia: transtorno da amplitude ou do ritmo respiratório.

Escotoma histérico: lacuna no campo visual sem lesão anatômica.

Fantasma: nossa realidade psíquica é constituída por elementos de linguagem que provêm de nossos primeiros interlocutores e que organizam nossa relação com os outros e com o mundo segundo o lugar e a função que supomos ter tido em nossa constelação familiar. É essa maneira de relacionar com os outros que define nosso fantasma no qual, em seguida, são determinadas nossas condutas.

Hipóxia: redução da oxigenação dos tecidos induzida em particular pela hiperventilação respiratória e que acarreta fenômenos sensitivos de desconforto.

Imaginário: parece ser de duas ordens nossa relação com os outros: ou ela é imaginária, ou ela é simbólica. No primeiro caso, propomo-nos aos outros expondo traços de identidade que esperamos ser confirmados por eles: de certa forma fazemos como o pavão, a ponto de alienar nossa existência no bem querer deles: vão me reconhecer? No segundo caso, nunca temos essa preocupação, sabendo que qualquer reconhecimento obtido demanda sua confirmação com outros novos e assim por diante. Pergunte a Don Juan, por mais que tenha seduzido mil e três mulheres, continuou sem ter garantia de sua virilidade.

Input/output: entrada/saída. Para o behaviorismo, devem ser levados em conta apenas os estímulos (*input*) e as reações comportamentais (*output*).

Inconsciente: hipótese de Freud que visa a atribuir uma causa para os sintomas, lapsos, esquecimentos, atos falhos etc. Essa causa não tem, para Freud, estatuto definido, assim como é incognoscível.

Libido: hipótese de Freud relativa a uma "energia" psíquica que visa à satisfação sexual.

Metafísica: essa palavra significa a crença nos primeiros princípios do conhecimento ou/e em uma realidade suprassensível. Mas, no início, essa palavra, inventada por Andrônico, filósofo que viveu em Rodes no século I depois de J.C., designava apenas textos de Aristóteles que ele editou e publicou *depois* (*méta*, em grego) das obras de física deste. O acaso fez com que esses textos se apoiassem justamente nos primeiros princípios do conhecimento. Por isso, a "metafísica" designa, desde Averróis, o primeiro a ter utilizado esse termo em filosofia, seja a crença na realidade dos primeiros princípios do conhecimento, como o Verdadeiro, o Bem, o Belo, seja a crença em uma realidade além do sensível, como Deus, o Ser, a Natureza etc. Não há, certamente, nem primeiros princípios do conhecimento nem realidade suprassensível, ou, pelo menos, ninguém jamais os encontrou.

Mise en abîme: essa expressão é aqui empregada para qualificar a operação de destituição de uma proposição ou de uma posição.

Outro: o homem existe apenas pela alteridade: é no discurso da mãe que o bebê se descobre e é com os elementos que o concernem neste discurso que ele se identifica. Para além de todos os outros suscetíveis, assim, de participar na constituição de sua identidade, em pouco tempo haverá para ele o que seria um Outro, suscetível de valer por todos os outros, Outro que certamente é apenas uma estrutura de ficção, mesmo que acreditemos nele.

Pulsão: hipótese de Freud que visa a dar um nome aos processos econômicos cujo resultado é nossas experiências de satisfação: ele designou várias delas ligadas às diferentes funções corporais como a oralidade, a analidade etc.

Real: não podendo a linguagem dizer o todo sobre o tudo, subsiste, para além da realidade construída pela linguagem, um resto que é o real e que nos escapa irredutivelmente.

Relação da alma e do corpo: essa expressão de origem religiosa se baseia na crença em uma realidade misteriosa designada pela palavra "alma", que teria uma existência eterna. Quando nascemos, nossa alma viria habitar nosso corpo, assegurando-lhe o comando. Naturalmente ninguém jamais viu uma alma. Essa crença tem uma tripla vantagem: tamponar o temor da morte, legitimar a tese na existência dos primeiros princípios do conhecimento depositados em nossa alma antes de nascermos e legitimar a tese de um pensamento anterior à linguagem, também depositada na alma em forma de ideias antes do nosso nascimento. Se essa crença foi contestada desde a Antiguidade, foi preciso esperar os trabalhos de Freud, confirmados há pouco pelos de Varela e Damasio, para que começasse a ser compreendida a complexidade do "pensamento" que depende tanto da linguagem como da emoção.

Religião: essa palavra designa o conjunto das crenças que organizam o laço social de uma comunidade humana. Desde o paleolítico, toda comunidade humana faz referência a um conjunto de crenças que regulam as relações entre seus membros e lhes proporcionam os meios de constituir sua identidade. Portanto, esse termo convém tanto às religiões organizadas em referência a um princípio transcendente suprassensível, designado pela palavra "Deus", quanto às ideologias políticas que também se referem a um princípio transcendente: o ideal republicano, o primado da mais-valia econômica, o advento da sociedade sem classe, a promoção da raça. As sociedades atuais caracterizam-se, em sua maior parte, por uma mistura dessas crenças em que coexistem religiões reveladas e ideologias políticas. Não há, portanto, um exterior para o religioso e a laicidade designa um horizonte bastante enigmático no qual o laço social seria puramente simbólico.

Saber insabido [*savoir insu*]: dispomos, sem nos darmos conta [*à notre insu*], do saber de nossos sintomas, mesmo que não possamos dizê-lo. Quando verifico dez vezes se de fato tranquei a porta de meu apartamento, eu sei, embora vagamente, que esse sintoma não deixa de se relacionar com minha indecisão na minha vida afetiva.

Sentido: essa palavra designa a crença em uma propriedade das palavras e das coisas de remeter a uma instância misteriosa que diria a realidade delas. Mas uma palavra se refere apenas a coisas, as coisas que ela designa, ou a outras palavras: as palavras às quais ela é associada segundo relações de sinonímia, de homonímia ou de paronímia. Quanto às coisas, elas se referem apenas a palavras, as palavras que as designam, ou a outras coisas: as coisas às quais elas são associadas segundo relações formais ou funcionais. A significação das palavras, isto é, as coisas e as palavras às quais elas se referem, não é um dado eterno e universal, mas depende do uso que lhes é prescrito tanto pelos primeiros interlocutores da criança como pela comunidade linguística em que ela se desenvolve.

"Significante": quando Lacan, no início dos anos 1950, se propõe retornar ao texto de Freud, ele acentua a função da linguagem evidenciada por este último na constituição da realidade psíquica. Mas, para nomear esses elementos de linguagem que tecem a realidade psíquica, Lacan retoma o conceito de significante em Ferdinand de Saussure, que designa a unidade sonora mínima que pode ter uma significação em uma língua. Daí as confusões frequentes entre as duas acepções do termo: o "significante" lacaniano não tem necessariamente significação na língua falada pelo analisando.

Silogismo prático: na vida corrente, agimos como se as nossas condutas estivessem ligadas aos nossos desejos conforme uma relação racional: eu quero comprar *viennoiseries*, portanto, eu quero ir à padaria. Mas há algo errado se permaneço atrás da porta de meu apartamento para verificar se realmente a tranquei.

Simbólico: é a capacidade da linguagem, não somente de designar uma coisa, mas de representá-la em sua ausência, em seguida de lidar com a própria ausência da coisa. Freud foi o primeiro a mostrar essa função do simbólico ao relatar a experiência clínica de um menino confrontado com a ausência da mãe que ele domina primeiro mediante o jogo com um carretel que atira longe e traz de volta até ele, depois duplicando seu jogo com uma expressão de linguagem *Fort-Da*, "fora-aqui". De fato, esta função simbólica raramente é completamente operacional: muitas crianças têm necessidade de duplicá-la com uma operação imaginária e representam suas mães por algum objeto como um pedaço de pano, o polegar delas etc. Nesse sentido, uma sociedade laica seria uma sociedade cujos membros não teriam nenhuma necessidade de se referir a uma entidade transcendente imaginária, mas poderiam desenvolver entre si laços simbólicos: nem Deus, nem Príncipe, nem Mestre seriam indispensáveis. Em que cada um avalia que essa sociedade laica não é para amanhã. É nesta função do simbólico que se separam radicalmente psicoterapias e psicanálise: as primeiras não lhe dão nenhum crédito, quando a segunda faz dela a questão única de seu protocolo.

Subdeterminação: nossas percepções, nossas condutas e nossas lembranças não são determinadas inteiramente pelos estímulos e pelas intenções.

"Sujeito suposto saber": essa expressão designa qualquer pessoa cuja função induz nos interlocutores a convicção de que ela dispõe de um saber em excesso sobre o conhecimento.

Transferência: existimos a partir de uma alteridade da qual esperamos o reconhecimento: pais, educadores, professores, hierarquia profissional, responsáveis políticos etc. Mesmo quando falamos a nós mesmos, essa alteridade é interpelada: endereçamo--nos sempre a um Outro.

Tricotilomania: hábito incoercível de triturar ou de arrancar o próprio cabelo.

GRÁFICA PAYM
Tel. [11] 4392-3344
paym@graficapaym.com.br